BARBARA BECKER

BEWEG DICH, REG DICH

YOGA-PILATES FÜR GROSS UND KLEIN

BARBARA BECKER

BEWEG DICH, REG DICH

YOGA-PILATES FÜR GROSS UND KLEIN

südwest°

Inhalt

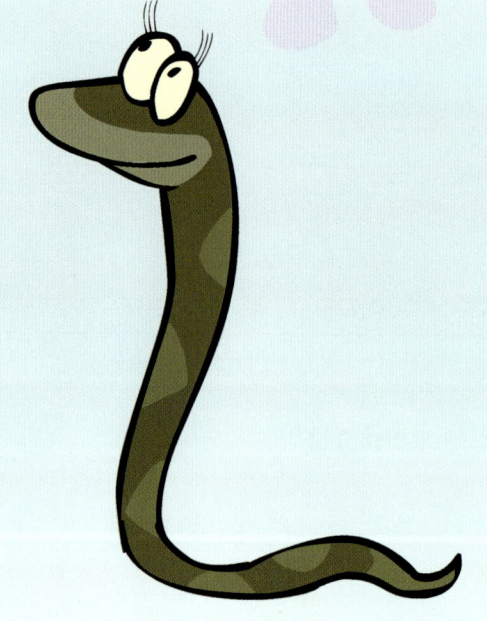

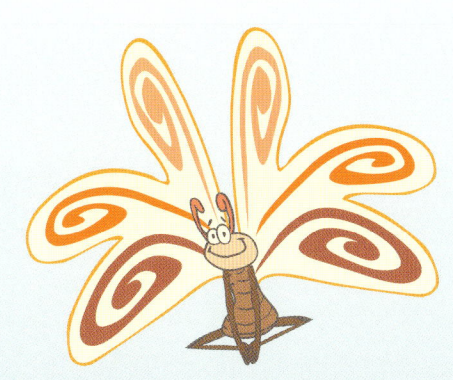

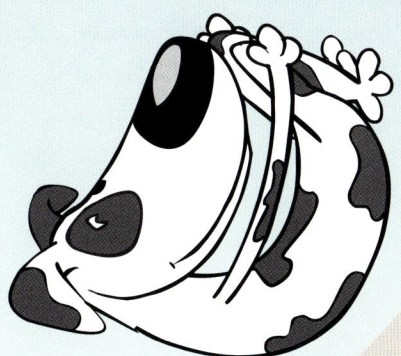

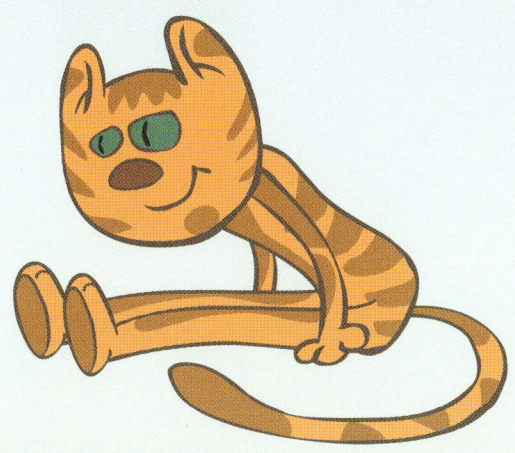

Vorwort

Der nachstehende Songtext stammt aus meiner DVD mit Yoga- und Pilates-Übungen für Kinder, welche die Idee für dieses Buch lieferte.

»Ob als Kobra, ob als Hund, nein, es wird mir nicht zu bunt,
bin 'ne Palme, bin ein Baum, balanciere, wackle kaum ...
Ja, das Dreieck kann ich gut, und der Löwe macht mir Mut.«

Beweg dich, reg dich ...

... so heißt meine DVD mit Yoga- und Pilates-Übungen, die ich mit Freunden zusammen produziert habe. Schön zu sehen ist die Freude, mit der die Kinder die Übungen machen, ihr Spaß am Aufwärmzappeln, und wie sie zur Ruhe kommen bei den Entspannungsübungen. Weil nicht bei jedermann überall ein DVD-Gerät zur Hand ist, keimte der Gedanke, diese guten Inhalte auch in Buchform anzubieten. Nun liegt er tatsächlich vor, der bunte Band mit meinen Yoga- und Pilates-Übungen speziell für Kinder, der überallhin mitreisen kann.

Yoga und Pilates für Kinder

Drei Millionen Deutsche betreiben Yoga oder Pilates regelmäßig, und niemand wird mehr als zu belächelnder Außenseiter betrachtet, wenn er von seinen Yogastunden berichtet. Eher neu ist der Trend, diese »Sportarten« auch für Kinder anzubieten; spezielle Kurse für jede Altersstufe gibt es inzwischen in fast jeder Stadt – in Kindergärten, den Volkshochschulen und Sportvereinen.

Yoga ist kein Leistungssport

Yoga ist vor allem deshalb für Kinder so geeignet, weil es kein Leistungssport ist, weil es ihnen hilft, Ängste zu verlieren, Aggressionen abzubauen und ruhiger zu werden. Da die Umwelt unglaublich viele Ablenkungen bietet, ist es heutzutage oft sehr schwierig, die Aufmerksamkeit von Kindern nach innen zu lenken – Yoga und Pilates können dabei außerordentlich hilfreich sein: Unruhige Kinder werden gelassener und ausgeglichener, schüchterne und ängstliche Kinder gewinnen Selbstbewusstsein.

Spielerisch üben

Die Übungen für Kinder sind zwar mit Freude und Spaß verbunden, aber auch mit einer gewissen Herausforderung. Gehen Sie alle Übungen spielerisch an. Ausschlaggebend ist, dass Ihr Kind Lust hat an der Sache und dass Sie möglichst zusammen mit Ihrem Kind oder Ihren Kindern »turnen«, dann ist die Freude noch einmal so groß – und Ihnen tun die Übungen schließlich auch gut.

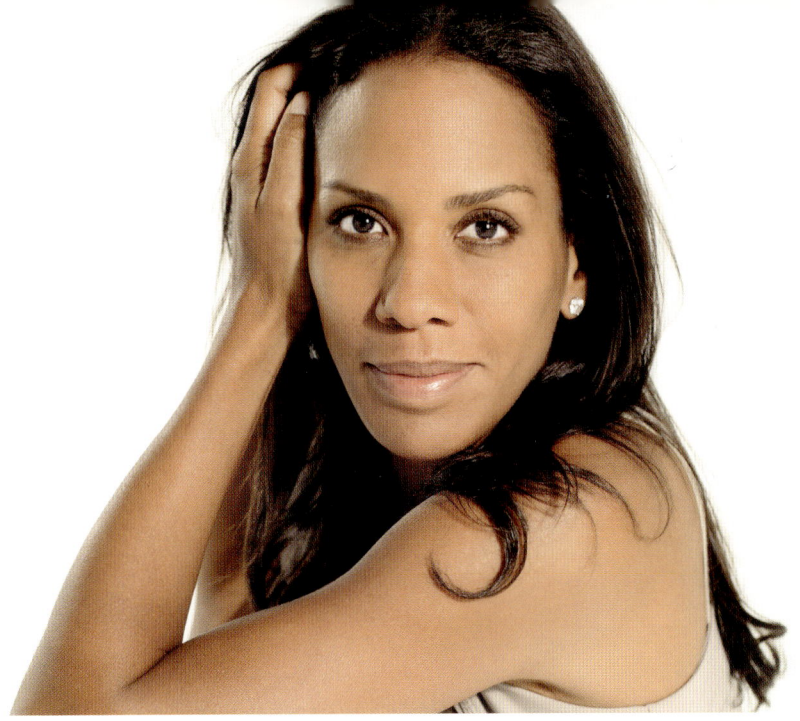

Einen Rhythmus finden

Am besten ist ein bestimmter, dem Kind entsprechender Rhythmus, in dem die Übungen ausgeführt werden, damit sie ritualisiert und zur Selbstverständlichkeit werden. Sie können zum Beispiel am Morgen Ihre Yoga- und Pilatesrunde einplanen, um Ihre Kinder beweglich zu halten und sie aufzuwecken. Oder Sie nehmen sich abends Zeit vor dem Zubettgehen, dann suchen Sie sich Übungen mit einer beruhigenden Wirkung aus.

Ich übe mit meinen Kindern Noah und Elias schon länger Pilates und Yoga. Vor allem morgens starten wir gerne damit in den Tag, dann sind alle gleich wach und fit. Manchmal machen wir aber auch ein paar Atem- und Entspannungsübungen zum Einschlafen.

Hauptsache, die Kinder freuen sich auf die gemeinsame Yoga- und Pilateszeit. Und da sich Kinder immer gerne bewegen, werden sie auch gerne mitmachen – vor allem wenn sie merken, dass sie immer besser werden und bald so beweglich sind wie die getigerte Katze oder die kleine Kobra.

Die Übungen

In diesem Buch habe ich Ihnen über 20 Yoga- und Pilates-Übungen zusammengestellt, eingebettet in die illustrierte Geschichte von der kleinen Schlange. Die Geschichte soll dazu motivieren, die Übungen mit den Tieren und Kindern mitzumachen. Deshalb richten sich die Einführungs- und Übungstexte an die Kinder, während die übrigen Texte Ihnen selbst Hintergrundinformationen liefern und Ihnen mit Rat und Tat zur Seite stehen. Übrigens: Versuchen Sie bitte nicht, Ihrem Kind die Übungen aus philosophischer Yogasicht zu erklären – Sie erzeugen nur Desinteresse und Gelangweiltsein. Deshalb habe ich mich auch entschlossen, auf die Sanskritnamen zu verzichten, weil Kinder damit gar nichts anfangen können. Die Namen Kobra, Schaukelstuhl oder Löwe sind viel an- und aufregender.

Das Wichtigste aber ist die Bewegung und das Zusammensein beim Üben – und dafür wünsche ich Ihnen und besonders Ihren

Kindern viel Spaß.

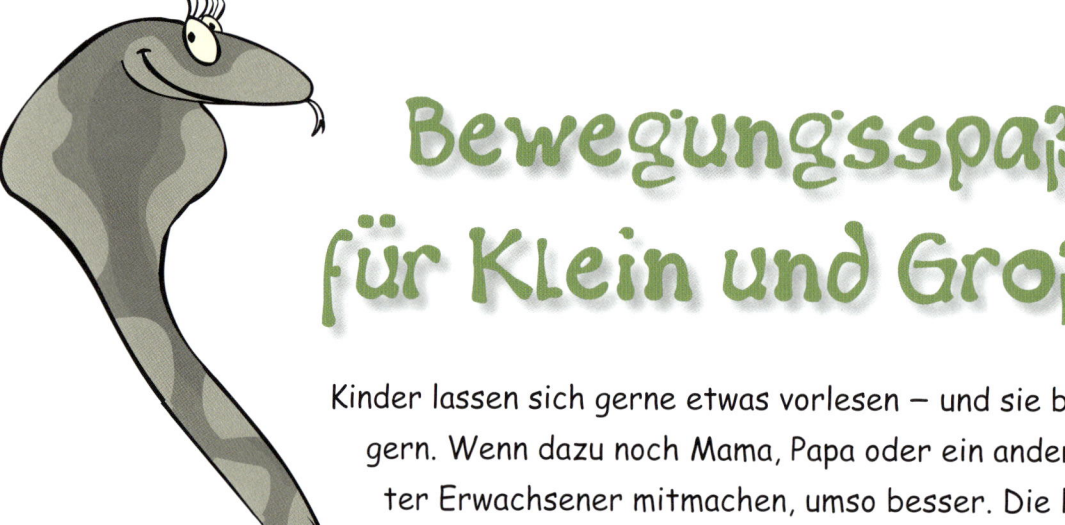

Bewegungsspaß für Klein und Groß

Kinder lassen sich gerne etwas vorlesen – und sie bewegen sich gern. Wenn dazu noch Mama, Papa oder ein anderer vertrauter Erwachsener mitmachen, umso besser. Die liebevollen Geschichten, welche die Yoga-Übungen begleiten, lassen die »Trainingsstunden« zum Vergnügen werden.

Mehr Bewegung – mehr Gesundheit

Der kindliche Körper braucht für seine Entwicklung zahlreiche Reize, die in erster Linie durch Bewegung erlangt werden. Doch heutzutage bewegen sich viele Kinder zu wenig, sie können gar nicht mehr auf einem Bein stehen, hüpfen oder balancieren. Dabei hat Sport, welcher Art auch immer, eine Menge Vorteile: Bewegung korrigiert Haltungsschäden, erhöht die Knochendichte, stärkt das Herz-Kreislauf-System, das Immunsystem und fördert die Durchblutung. Das wiederum führt dazu, dass körperlich aktive Kinder seltener krank bzw. schneller gesund werden.

Aus Yogakids werden kluge Kinder

Außerdem lernen Kinder durch Yoga und Pilates, ihren Körper zu beherrschen und zur Ruhe zu kommen – und ganz spielerisch wird dabei auch ihre geistige Entwicklung gefördert. Kinder, die Yoga und Pilates betreiben, können sich besser konzentrieren, lernen deshalb leichter und entwickeln ein gutes Körpergefühl.

Werden auch die Regeln des freundlichen Miteinanders trainiert, führt das zu einer hohen sozialen Kompetenz. Yoga-Kinder sind teamfähiger und gelassener und können besser mit anstrengenden Situationen umgehen. Sind das nicht gute Argumente, um einfach anzufangen?

Kinder üben Yoga anders

Kinder haben einen fantasievollen Zugang zum Yoga. Mit Begeisterung brüllen sie wie der Löwe, recken sich hoch zu einem Baum, strecken sich wie eine Katze oder machen den Hund, und sie lieben die Entspannungsübungen.

Erwachsene erwarten etwas von den Übungen (mehr Muskelkraft und Flexibilität), Kinder nicht – sie betreiben Yoga ganz zweckfrei. Diese Unbefangenheit sollte ihnen auch gelassen und nicht zerstört werden durch die leistungsorientierten Wünsche der Eltern. Die zwar verständlich sind, doch gleichzeitig auch einen Druck aufbauen, der die Freude an der Bewegung – und damit den eigentlichen Sinn der Übungen – untergräbt.

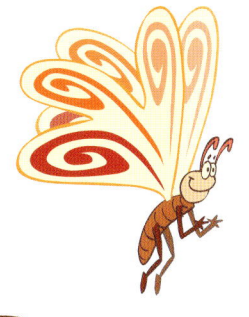

Die kleine Kobra und ihre Freunde, der Hund, die Katze, der Schmetterling und der Schwan sind immer dabei und machen die Übungen mit.

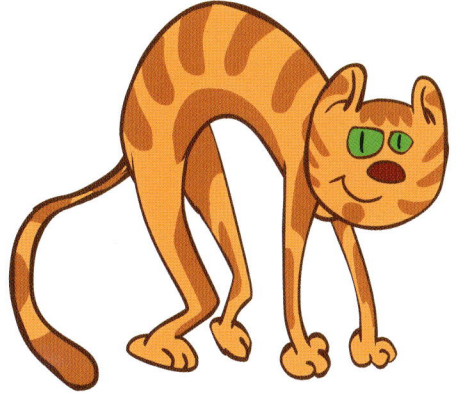

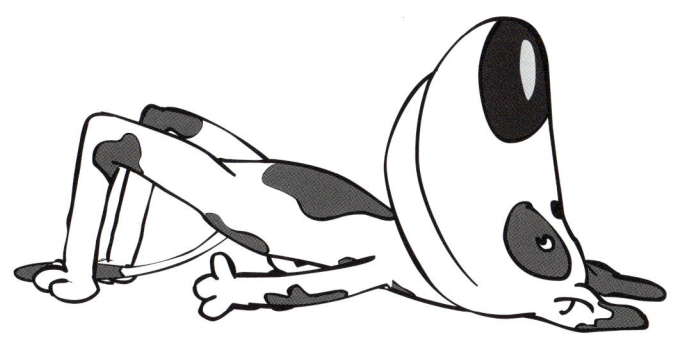

Wichtig zu wissen

Kleine Yogis müssen sich ebenso wie große vor den Übungen immer aufwärmen, um die Muskulatur zu lockern und zu dehnen. Die Aufwärmübungen helfen auch dabei, Unruhe, Traurigkeit oder Spannungen einfach »wegzuhampeln«.

Ebenso wichtig sind Entspannungs- und Atemübungen ganz zuletzt. Kinder kommen schneller zur Ruhe als Erwachsene, nehmen Sie sich dennoch stets zwei bis fünf Minuten dafür Zeit.

Bitte denken Sie auch daran: Wegen der noch nicht perfekten Motorik können Kinder nicht so lang in einer Haltung verharren, wie Erwachsene dazu in der Lage sind. Deshalb ist es besser, die Übungen häufiger zu wiederholen. Üben Sie mit Ihrem Kind lieber regelmäßig als selten und lang. Zu große Anstrengung ist nicht gesund und verdirbt den Kindern oft den Spaß.

Viel Freiheit lassen

Ich finde, die Freude der Kinder ist das Wichtigste. Denn ohne werden Sie Ihre Kinder kaum motivieren können. Deshalb: Denken Sie nicht nur an die Übungen, sondern räumen Sie der kleinen Kobra und ihren Abenteuern ihren Platz ein: Vielleicht möchte Ihr Kind die Geschichte selbst noch weiterspinnen, bevor es mit dem Üben beginnt. Oder es mag eine Figur und die entsprechende Yogaposition besonders gerne. Sehen Sie es – wie Ihre Kinder – als ein Spiel und nehmen Sie es leicht.

Yoga für Kinder muss nicht dem Yoga entsprechen, das Erwachsene kennen. Fragen Sie Ihr Kind immer, was es spürt, wenn es die Übungen macht – dadurch lernt es seinen Körper viel besser kennen.

TIPP

Die kleine Kobra und ihre Freunde stellen sich vor

Unsere Freunde, die neugierige Kobra, der Schwan, der Schmetterling, die Katze und insbesondere der kleine gefleckte Hund, erzählen euch, was sie so alles erlebt haben bei ihren Abenteuern. Sie zeigen euch tolle Yoga- und Pilates-Übungen, die ihr mit ihnen zusammen machen könnt.

Die kleine Kobra

Vor dieser kleinen Schlange braucht ihr euch nicht zu fürchten. Denn sie ist zwar so beweglich wie alle Schlangen, aber überhaupt nicht gefährlich, dafür nur ungewöhnlich neugierig – ganz im Gegensatz zu den echten Kobras. Deshalb macht sie sich von ihrem Lieblingsplatz in der Wüste auf, um einem silbernen Zeichen zu folgen, das sie am Himmel entdeckt hat. Auf ihrem Weg erlebt sie viele spannende Abenteuer und lernt andere Tiere kennen, die schnell zu neuen Freunden werden.

Der kleine Hund

Er hat ein schönes weißes Fell mit vielen schwarzen Flecken darin, eine spitze Schnauze und lustige Knopfaugen. Er ist eigentlich genauso neugierig wie die Schlange, will alles erkunden und ist ziemlich frech. Vor der kleinen Kobra hat er auch überhaupt keine Angst, als er sie in der kleinen Oase in der Wüste entdeckt. Stattdessen freut er sich über die neue Freundin und erkundet mit ihr zusammen die ganze Oase und deren Bewohner.

Die Katze

Vor keinem anderen Tier fürchtet sich der kleine gefleckte Hund so sehr wie vor der Katze. Das gefällt ihr natürlich, denn so ist sie die Chefin in der Oase. Aber eigentlich ist die Katze friedlich, am liebsten streckt und reckt und putzt sie sich den ganzen Tag. Da hat sie doch gar keine Zeit, um sich mit kleinen Hunden oder Schlangen zu beschäftigen.

Der Schmetterling

Unser Schmetterling kann flink und schnell durch die Luft tanzen. Besonders gerne ärgert er den kleinen Hund und fliegt vor dessen Schnauze auf und ab. Wie gerne würde der kleine gefleckte Hund den Schmetterling fangen! Aber dafür ist er – wie die meisten Hunde – vieeel zu langsam.

Der Schwan

Vornehm zieht der majestätische Schwan seine Kreise auf dem See und sucht mit seinem langen Hals Futter im Wasser. Wenn er etwas findet, taucht er unter – dann ist nur noch sein Hinterteil zu sehen.

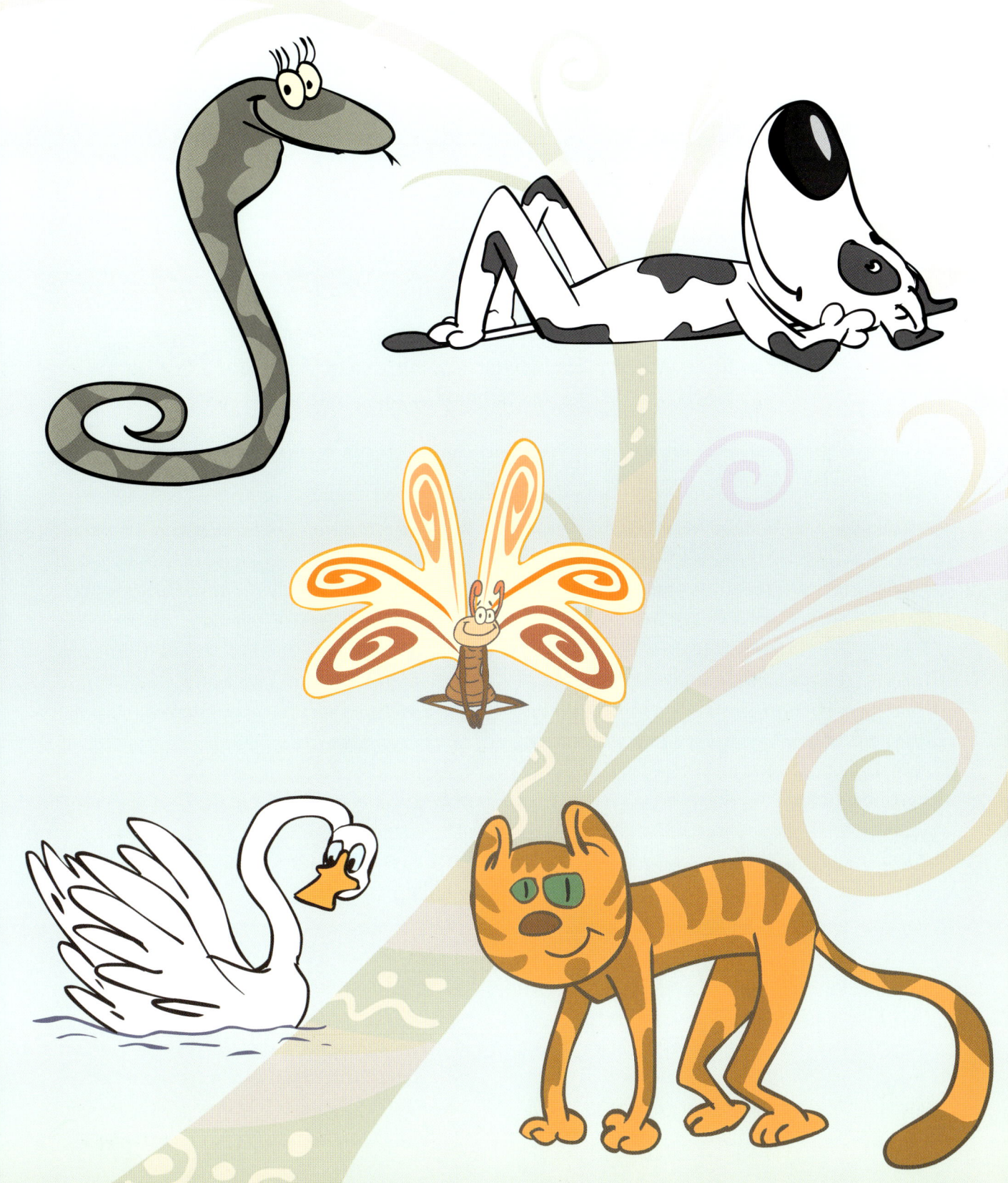

Wir haben viel Spaß beim Yoga mit der kleinen Kobra

Die Kinder Paula, Luca, Viki und Paulina haben mit viel Geduld, aber auch viel Freude alle Übungen für die Fotos in diesem Buch vorgemacht.

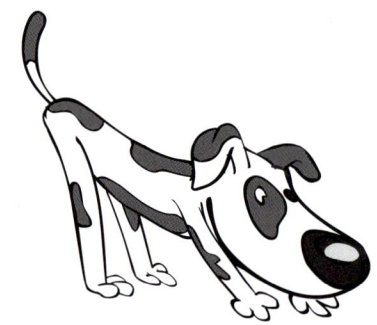

Paula

ist neun Jahre alt und geht richtig gern zu Schule, sie ist Klassensprecherin, und ihre Lieblingsfächer sind Mathe, Werken, Textiles Gestalten und Kunst. Zu ihren Hobbys gehört Einradfahren, Gitarrespielen (mal mehr, mal weniger gerne), Lesen (besonders die Lola-Bände von Isabel Abedi), Musikhören und Tanzen. Ganz besonders gerne trifft sie sich mit Freundinnen und baut mit ihnen Belleville-Welten – das sind knallbunte Legosteine für Mädchen. Mit diesen Steinen konstruieren sie zum Beispiel fantasievolle Wohnmobile oder bunte Häuser mit mehreren Stockwerken.

Luca

ist acht Jahre alt. Zu seinen Lieblingsfächern in der Schule gehören Mathe und Sport. Damit beschäftigt er sich auch in seiner Freizeit: Zweimal in der Woche geht er in einen Judo-Verein, aber auch Yoga macht ihm viel Spaß. Seine liebste Position ist der »Baum«. Außerdem ist er ein großer Lego-Fan und mag alles Technische.

Viki

die eigentlich Viktoria heißt, ist 5 Jahre alt und ein richtiges Papakind. Sie liebt es, zu basteln und zu malen. Doch noch viel lieber ist sie im Freien: Alles in der Natur findet sie interessant, von den Tieren mag sie Schmetterlinge am liebsten. Sie springt, turnt und klettert gern – weshalb sie im Kindergarten auch Pippi Langstrumpf genannt wird. Wenn sie dürfte, würde sie den ganzen Tag Trampolin springen, vor allem auf den großen, auf denen sie Salti machen kann. Außerdem kann sie sehr gut Ski und Schlittschuh fahren.

Paulina

ist wie Paula neun Jahre alt und besucht auch gern die Schule. Ihre Lieblingsfächer sind Deutsch und Sport. Deshalb mag sie Yoga und Pilates besonders gern. Doch wenn schönes Wetter ist, hält sie nichts in der guten Stube. Dann will sie hinaus in die Sonne und klettert mit dem Deutschen Alpenverein. Genauso gut findet sie Bücher – sie ist nämlich eine begeisterte Leseratte.

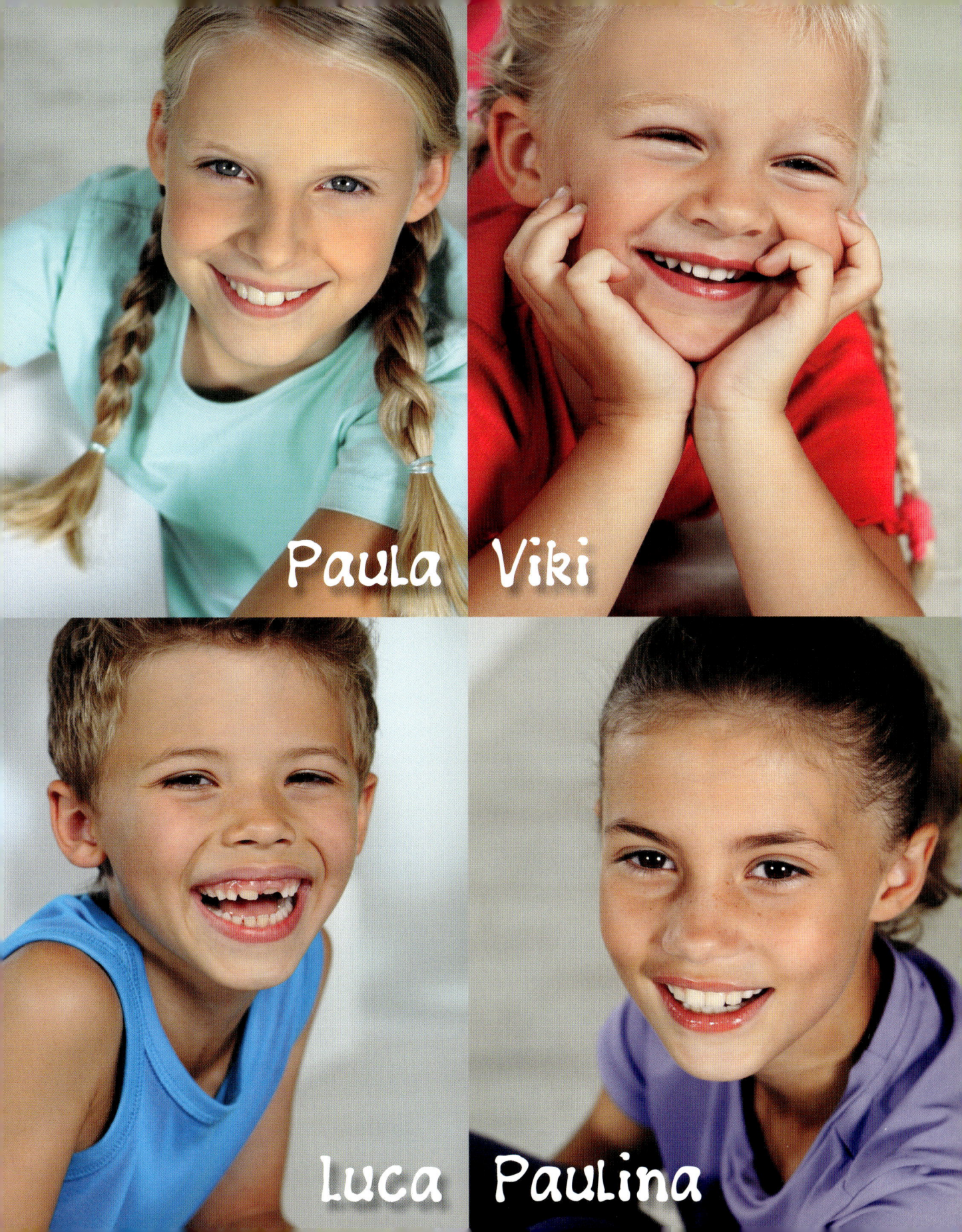

Paula   Viki

Luca   Paulina

Yoga für Kinder? Meine Motivation ...

Durch den Erfolg meiner Pilates-DVDs kam ich auf den Gedanken, auch eine DVD mit Yoga- und Pilates-Übungen für Kinder zu produzieren. Mit meinen eigenen Kindern Noah und Elias mache ich diese Übungen schon lange und weiß also, wie gut ihnen das tut und, was noch viel wichtiger ist, wie viel Freude sie daran haben.

Warum ich Pilates mit Yoga kombiniere

Ich habe jahrelang viel ausprobiert, um mich fit zu halten und gut zu fühlen, ich bin gelaufen, habe Gewichte gestemmt, viele Workouts probiert und dennoch nicht die Energie und den Wohlfühllevel erreicht, die ich mir für mich wünschte. Ich suchte nach etwas anderem und fand das in Pilates und Yoga. Die Verbindung der dynamischen Bewegungen von Pilates mit den statischen von Yoga finde ich ideal. An Pilates fasziniert mich, dass es ohne Geräte machbar ist, dass es schnell wirkt und die Ergebnisse bald erkennbar sind, auch wenn man es nur einige Male gemacht hat. Für Yoga gilt im Prinzip genau das Gleiche. Die Haltungen sind sanft, führen nicht zu Muskelzerrungen oder Muskelkater, man lernt, intensiver zu atmen und seinen Körper zu beherrschen.

Für Kinder ideal

Pilates und Yoga dienen als Ausgleich für den Schulstress, die mediale Reizüberflutung und den Bewegungsmangel, denen die Kinder heutzutage ausgesetzt sind. Die Übungen stärken das Körperbewusstsein und die kindliche Körpermotorik, sie verhindern oder korrigieren Haltungsschäden; das sind doch Gründe genug, meine ich.

Ich staune immer wieder darüber, wie schnell sie die Übungen »verstehen«, da kann man als Erwachsener eigentlich nur neidisch werden. Die Lieblingsübung meines Sohnes Noah ist übrigens der »Ball« (Seite 68).

Der Gewinn

Die Übungen geben mir und meinen Kindern sehr viel Kraft. Ich kann auch feststellen, dass sie dadurch selbstbewusster geworden sind und eine gute Selbstwahrnehmung bekommen haben. Positive Eigenschaften, die sich sicherlich alle Eltern für ihre Kinder wünschen. Mit den leicht auszuführenden Übungen in diesem Buch können Sie die Entwicklung dieser Eigenschaften spielerisch anregen und gut fördern.

Mein Tipp: Einfach anfangen, die Übungsstunden ritualisieren und unbedingt selbst mitmachen.

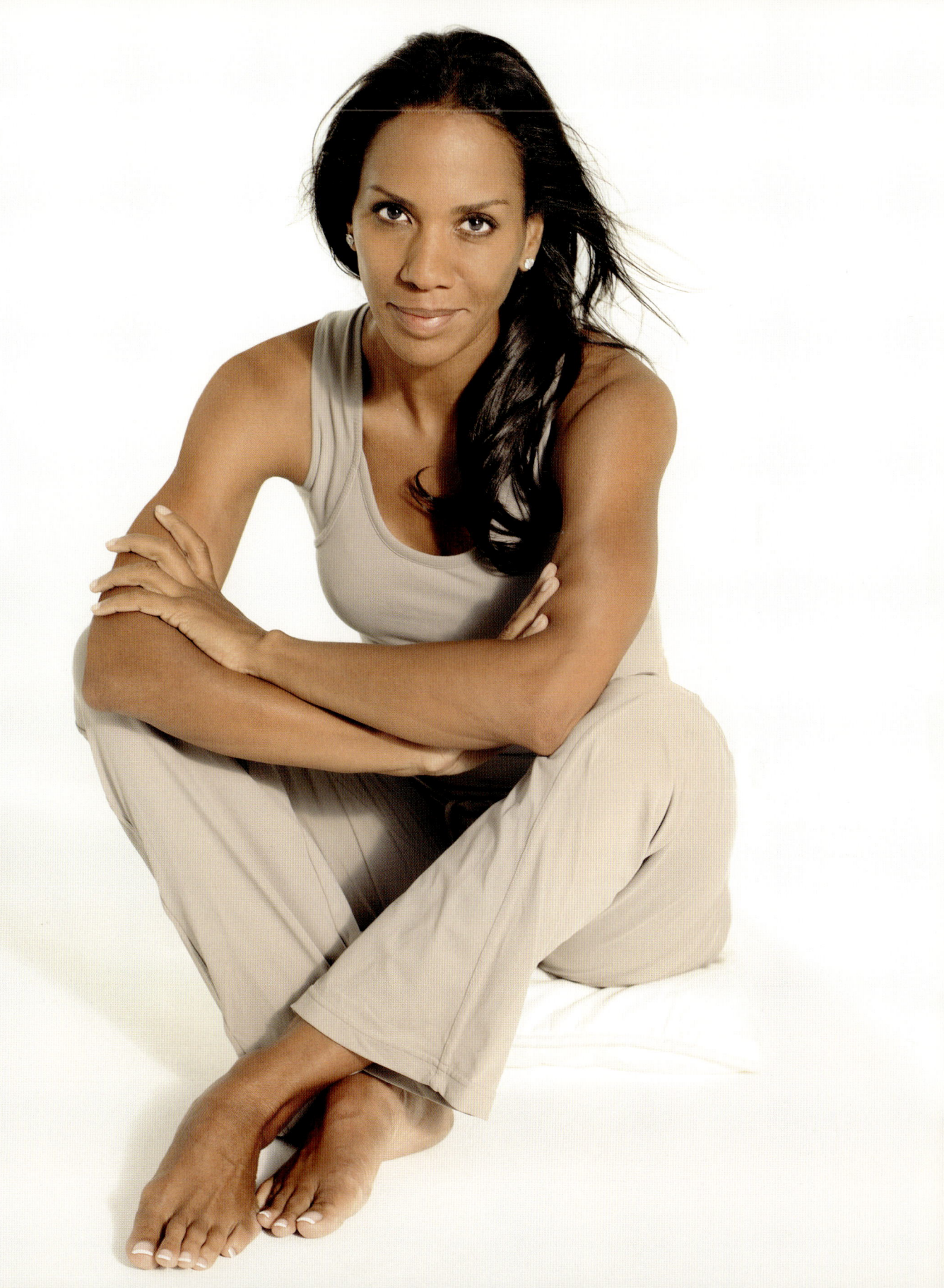

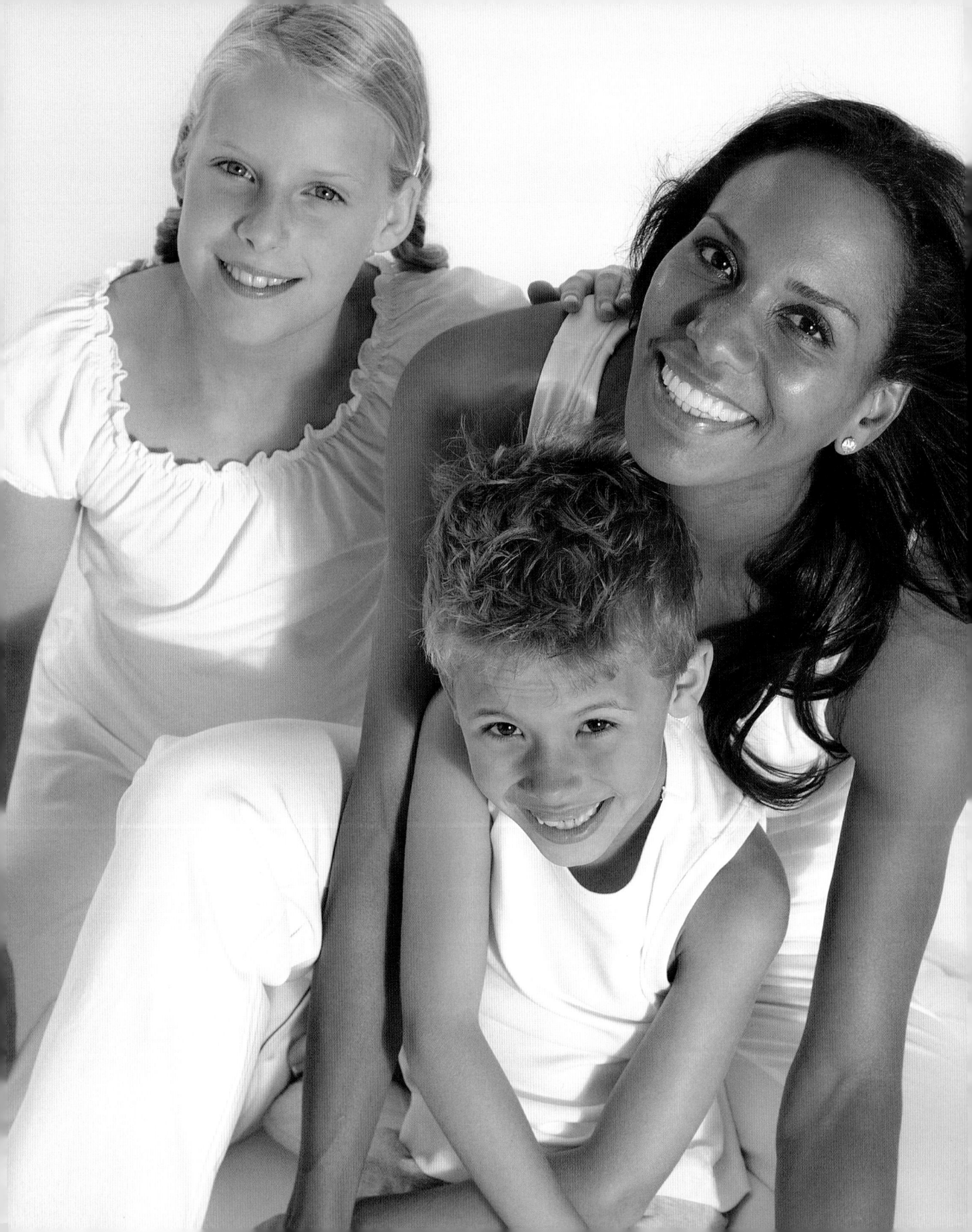

Übungen für kleine Yogis

Die folgenden Yoga- und Pilates-Übungen können alle Kinder ab einem Alter von fünf Jahren ausüben. Damit auch die Fantasie Purzelbäume schlagen kann, begleiten die kleine Kobra und der lustige Hund die Übungen.

Bitte bei den Übungen immer beachten :-)

Ihr braucht eine Yoga- oder Gymnastikmatte als Unterlage; zur Not geht auch ein dickeres Handtuch auf einem Teppich. Ihr müsst nur darauf achten, dass eure Unterlage rutschfest ist!

Schafft etwas Platz um euch herum und achtet darauf, dass keine spitzen oder harten Gegenstände bzw. Möbelstücke in der Nähe sind, an denen ihr euch verletzen könnt.

Am besten zieht ihr Schuhe und Strümpfe aus. Tragt lockere Kleidung, in der ihr euch gut bewegen könnt.

Wartet mindestens eine Stunde nach dem Essen, bevor ihr mit dem Üben anfangt. Wenn ihr zwischendurch Durst bekommt, trinkt etwas Wasser.

Das Aufwärmen ist sehr wichtig, deswegen solltet ihr diesen Teil nicht auslassen!

Sollte euch beim Üben etwas weh tun, so fragt einen Erwachsenen, ob ihr die Übung auch richtig macht, und korrigiert euch gegebenenfalls.

Atmen

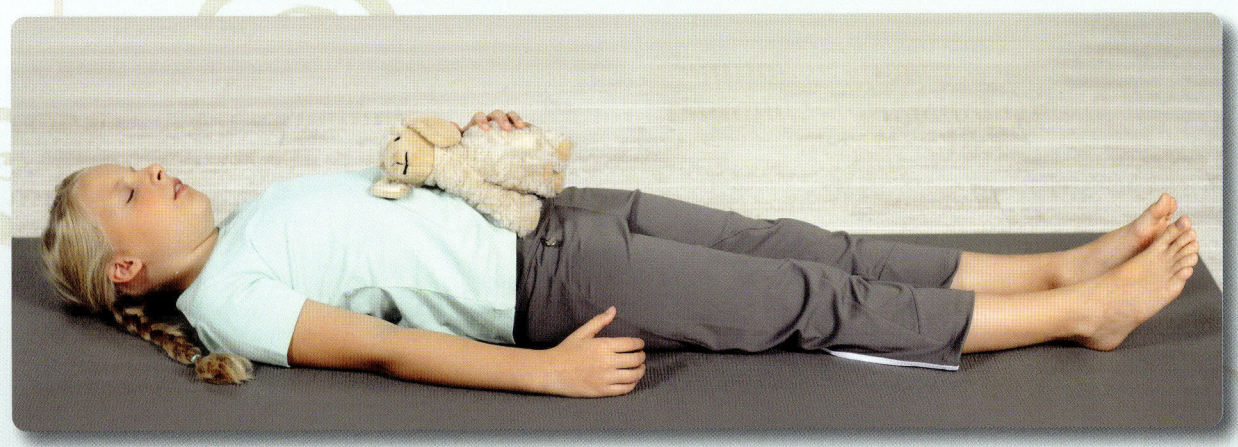

Du liegst flach auf dem Boden, die Arme liegen locker neben dem Körper. Alle Körperteile sind ganz entspannt und locker. Mach die Augen zu und atme ein paarmal ganz tief und langsam durch die Nase in den Bauch ein und dann ganz langsam durch den Mund wieder aus. Wenn du ein Kuscheltier auf deinen Bauch legst, merkst du ganz deutlich die Auf- und Abbewegung beim Atmen.

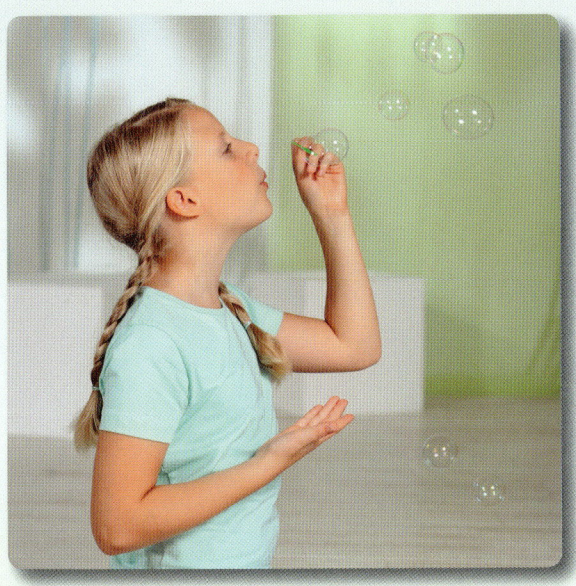

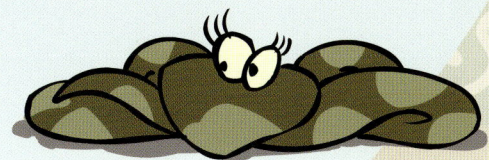

Bei dieser Übung holst du zuerst durch die Nase ganz tief Luft und pustest sie dann durch den Mund ganz langsam wieder aus – wie beim Seifenblasenmachen. Wenn du das ein paarmal nacheinander machst, bist du wieder ganz frisch und voller Energie.

Aufwärmen

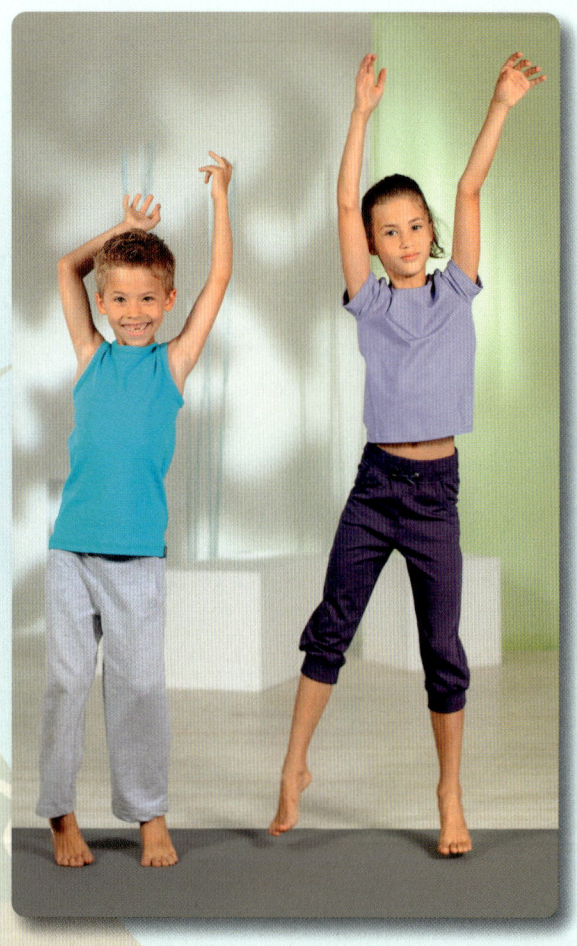

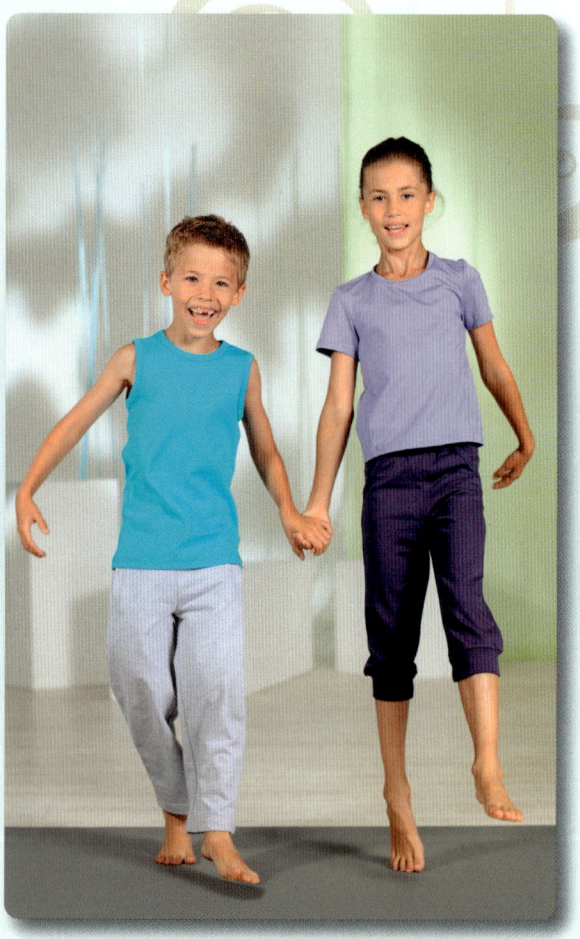

Aufwärmen – das ist ganz wichtig am Anfang jeder Yogastunde. Werft eure Arme locker nach oben und hüpft dabei auf und ab, immer wieder.

Fasst euch an den Händen, springt zusammen hin und her, vergesst dabei nicht, auch die Arme immer wieder locker hin und her zu schwingen.

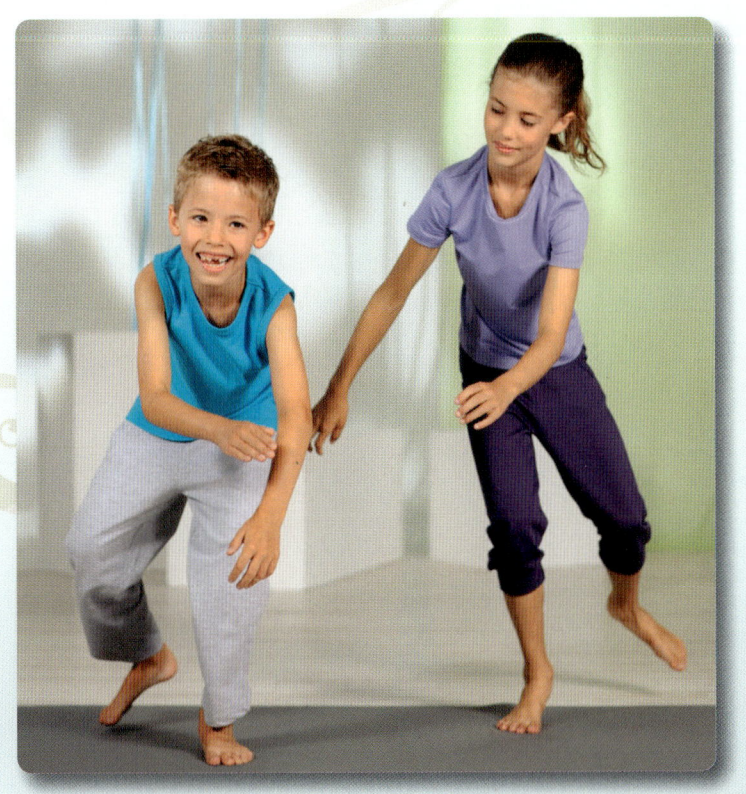

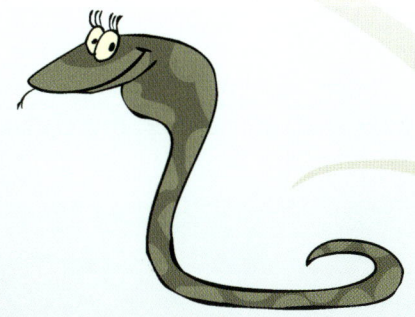

Wenn ihr schon aufgewärmt seid, dann könnt ihr immer höher springen und hüpfen und die Arme vor dem Körper locker hin- und herschwenken.

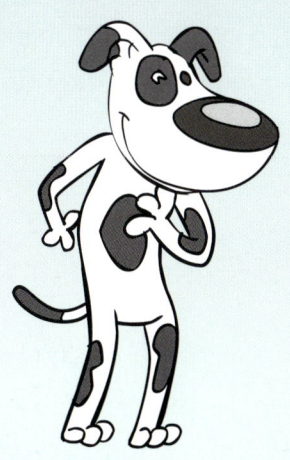

Etwas Spaß zuletzt. Klopft euch gegenseitig mit den Handflächen den Rücken ab, von oben nach unten und von unten nach oben. Aber ganz sanft, bitte.

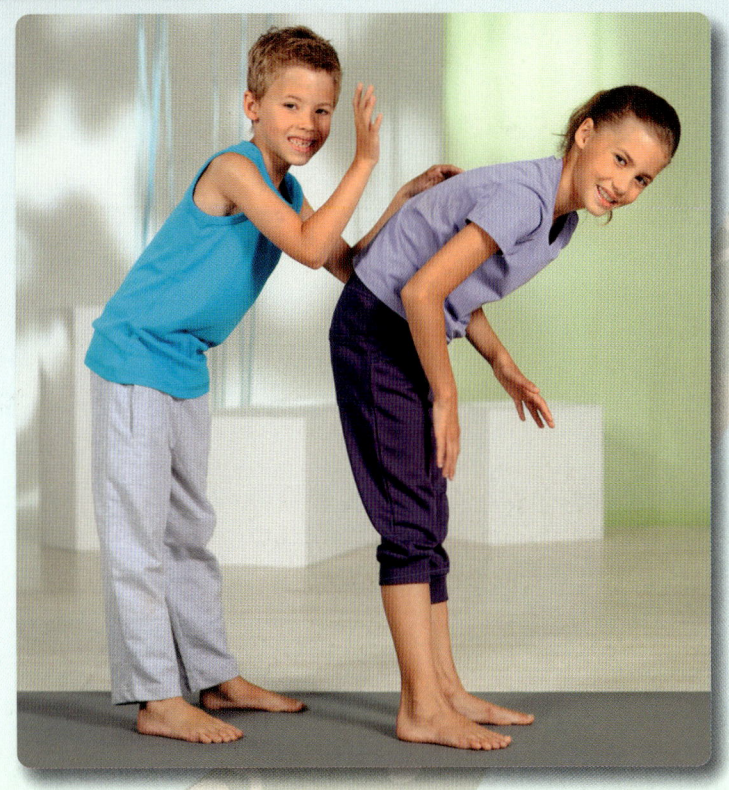

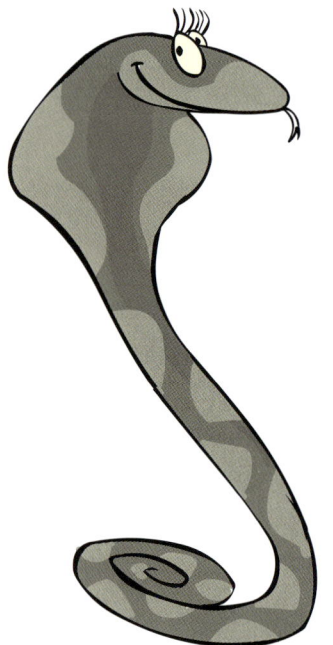

Die Kobra

Die Kobra ist die Königin der Schlangen. Sie kann sich um sich selbst schlingen, sich verstecken oder hoch aufbäumen, wenn sie zornig ist. Schlangen sind sehr geheimnisvoll, und viele Menschen finden sie auch eher unheimlich. Doch diese Übung zeigt euch, wie geschmeidig diese Tiere sind. Wenn ihr die Übung macht, wird eure Wirbelsäule viel beweglicher.

Auch wenn Kinder sich vor Schlangen gruseln, können sie sich doch gut vorstellen, wie die Schlange sich bewegt, aufbäumt und streckt. Je besser sie sich in ein solches Tier hineinversetzen, desto besser »spielen« sie die Übung, denn sie sind nun selbst die Schlange, die andere das Fürchten lehrt.

Und das Schlangespielen lohnt sich: Im Laufe der Zeit wird die Wirbelsäule durch diese Übung immer geschmeidiger und beweglicher, der Brustkorb öffnet sich weit , wodurch die Atmung vertieft wird. Rücken-, Bauch- und Armmuskeln werden gestärkt.

Bitte achten Sie bei dieser Übung darauf, dass die Schultern nicht hochgezogen werden und dass der Oberkörper wirklich gerade aufgerichtet ist und sich nicht zu einer Seite neigt.

Tipp

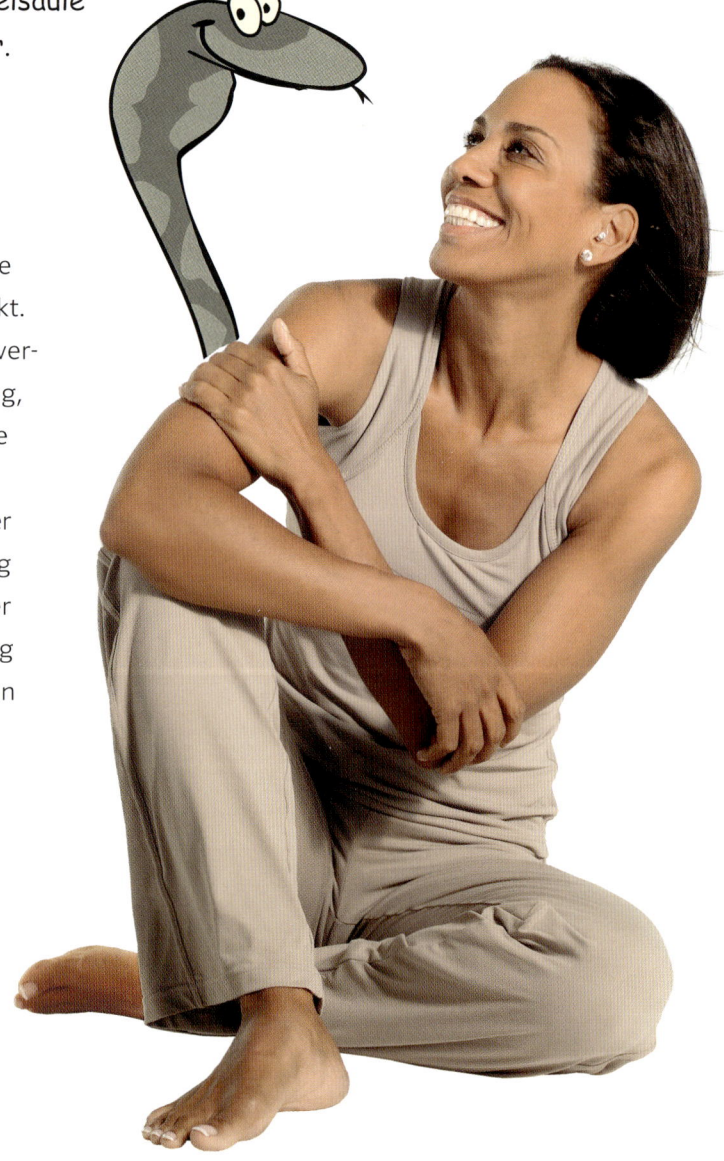

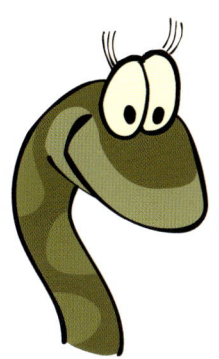 Es war einmal eine kleine Schlange. Sie lebte in der Wüste. Dort wurde es ihr ein wenig langweilig – immer nur Sand, Sonne, Skorpione und Wüstenmäuse.

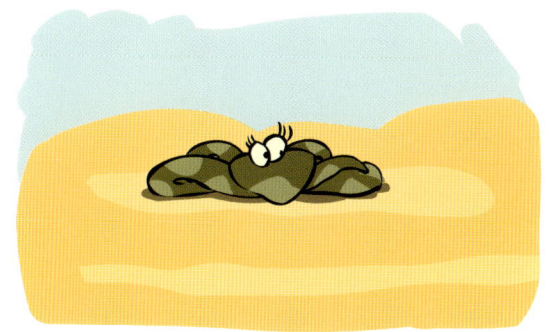

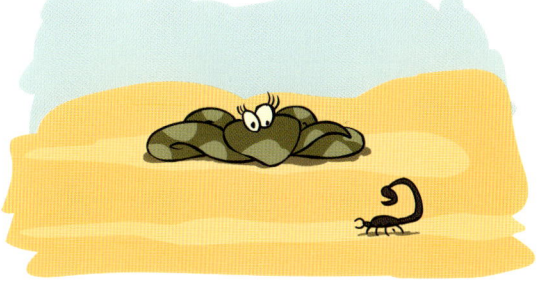

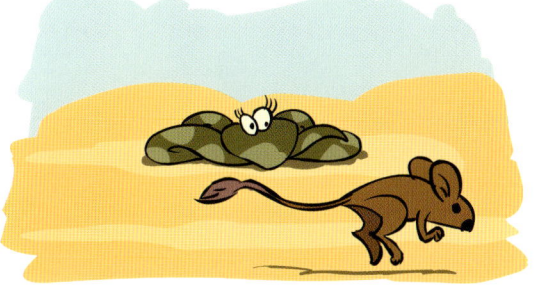

Wenn sie unter ihrem Lieblingsfels in der heißen Mittagsglut lag, sah sie manchmal etwas hell Glitzerndes am Himmel. Doch so schnell, wie es auftauchte, war es auch wieder weg.

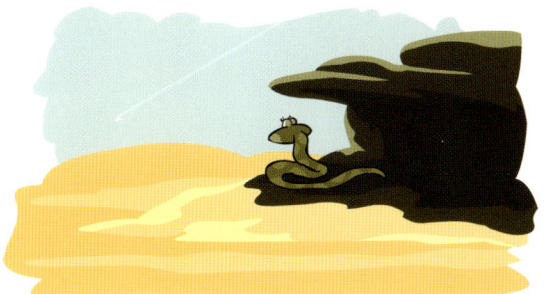

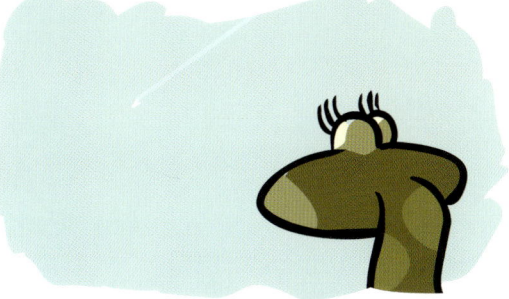

Sie wollte selbst einmal dort hingelangen, wo dieses glitzernde Himmelsding verschwand.

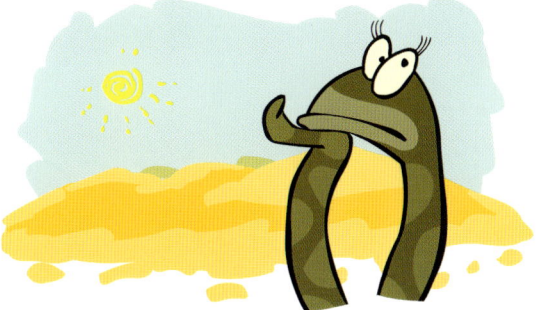

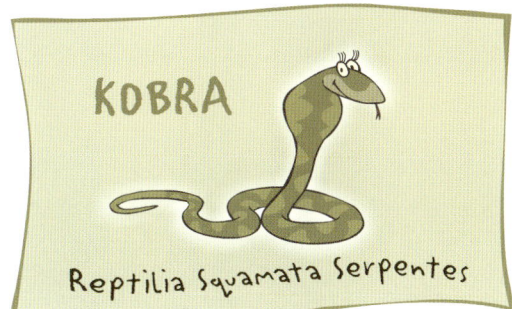

Unsere Schlangenfreundin war eine kleine Kobra. Kobras sind eigentlich sehr gefährliche Tiere und ihr Biss kann für Menschen tödlich sein. Diese kleine Kobra hier war aber ganz und gar nicht gefährlich, sondern einfach nur ein wenig neugierig.

Die Kobra

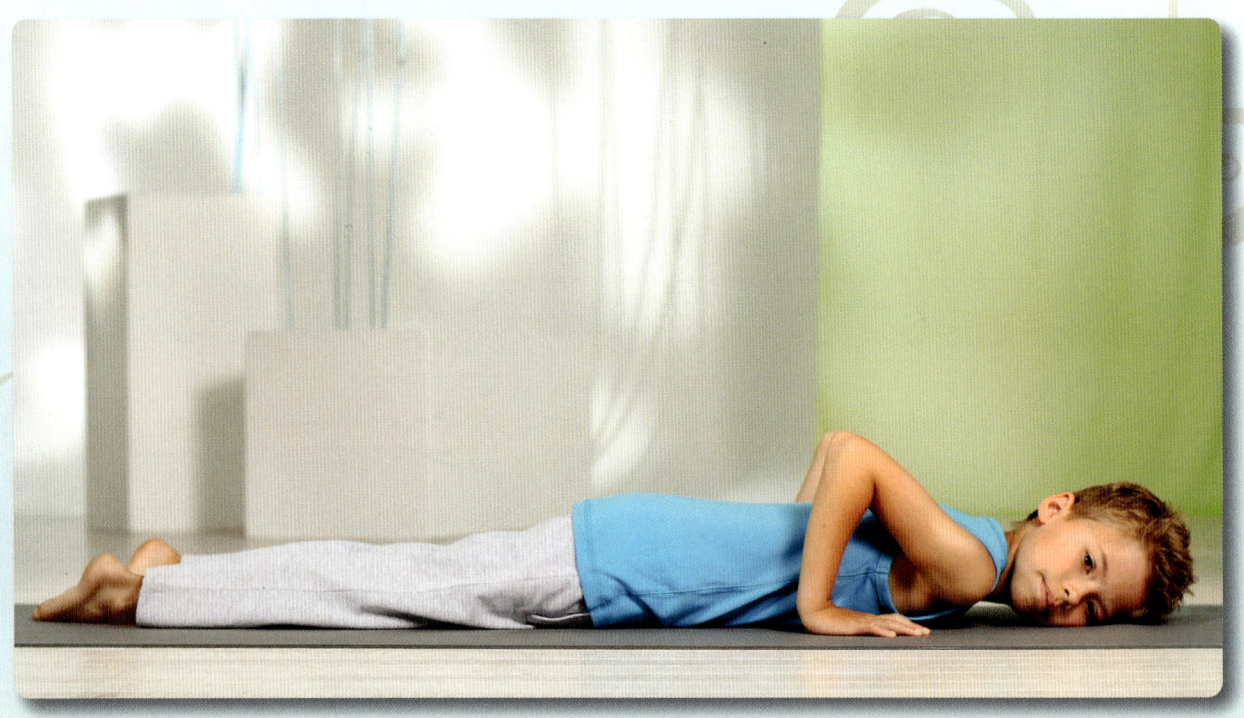

Stell dir vor, du bist eine Kobra: Leg dich auf den Bauch, dreh den Kopf zur Seite und stütze die Handflächen neben dem Oberkörper ab, dabei zeigen die Ellbogen nach oben.

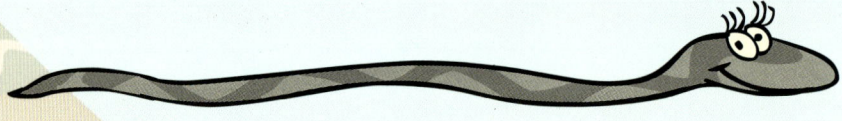

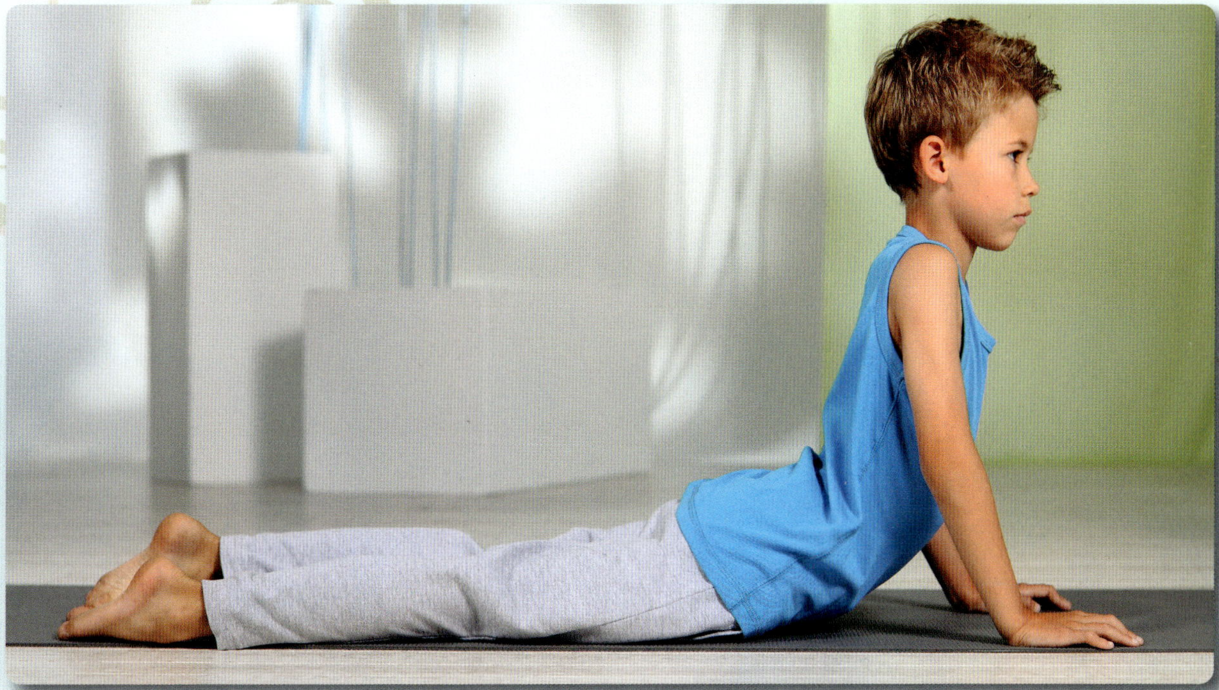

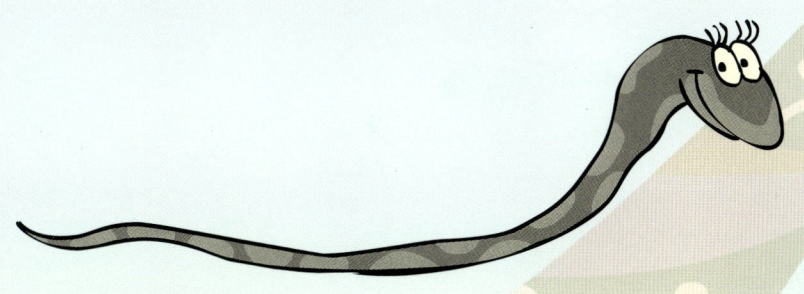

Langsam hebt die Kobra ihren Kopf: Atme tief ein, spann den Po an, strecke die Arme und drücke Kopf und Oberkörper so weit wie möglich nach oben. Ziehe die Schultern nach unten und mache deinen Hals noch länger. Das Becken sollte aber am Boden bleiben. Atme ein paarmal aus und ein, dann ruht sich die Kobra wieder auf dem Boden aus.

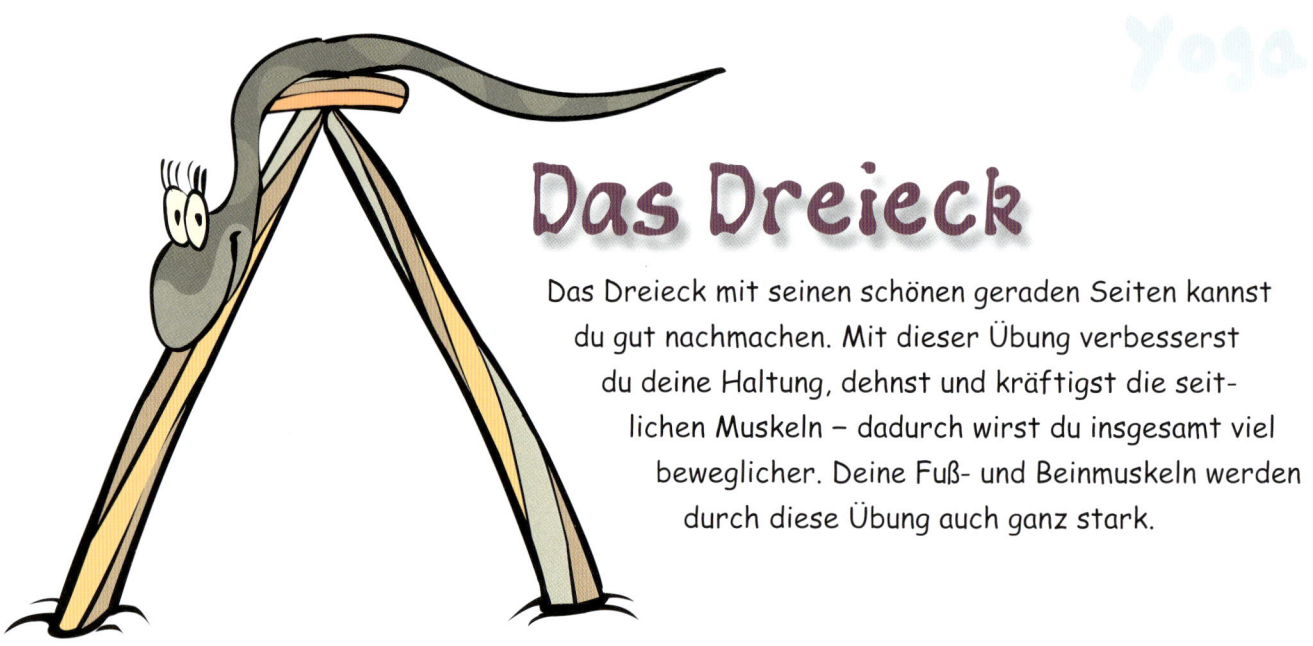

Das Dreieck

Das Dreieck mit seinen schönen geraden Seiten kannst du gut nachmachen. Mit dieser Übung verbesserst du deine Haltung, dehnst und kräftigst die seitlichen Muskeln – dadurch wirst du insgesamt viel beweglicher. Deine Fuß- und Beinmuskeln werden durch diese Übung auch ganz stark.

Mehr als drei- oder viermal nacheinander sollte die Übung nicht ausgeführt werden. Denn die Kinder brauchen ein bisschen Geduld dafür, weil sie leicht das Gleichgewicht verlieren können oder ihnen schwindlig wird. Schlagen Sie Ihrem Kind doch zunächst vor, das Dreieck erst einmal so zu probieren, wie es sich das vorstellt, ohne Anleitung. Wie die Übung korrekt gemacht wird, sehen Sie auf den nächsten Seiten.

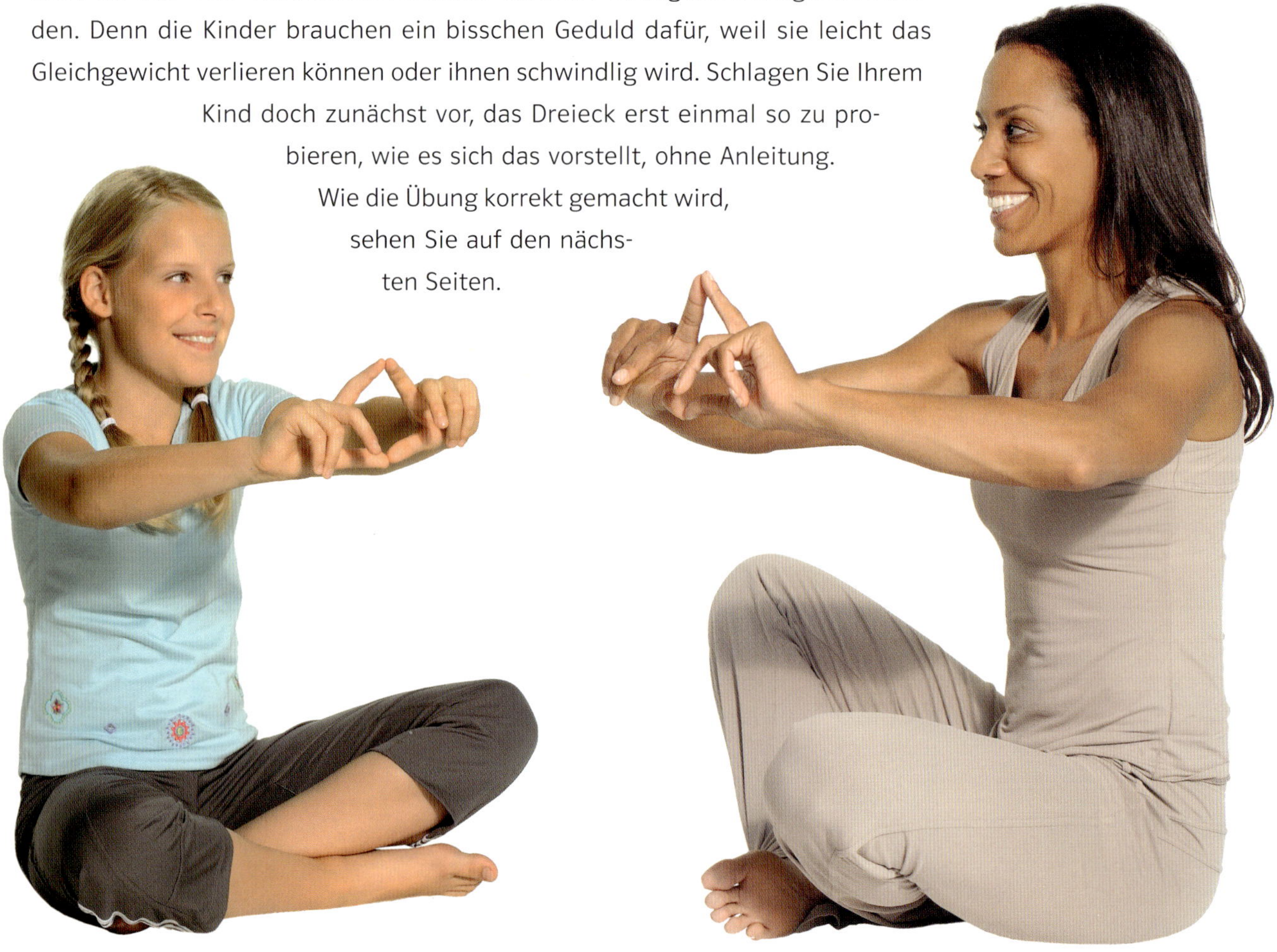

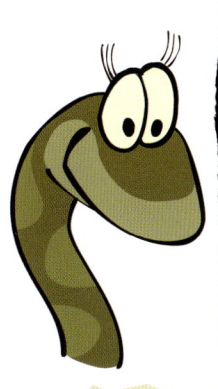

Das Glitzern am fernen Horizont machte die Kobra von Tag zu Tag neugieriger. Und eines Morgens begab sie sich schließlich auf den Weg, um diese Neugier zu stillen.

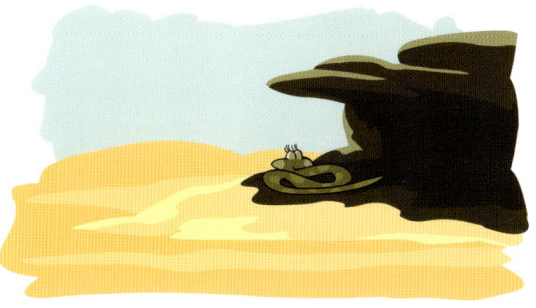

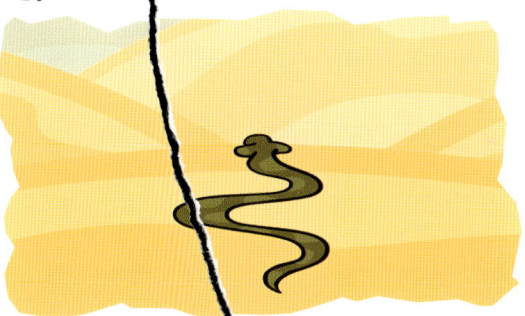

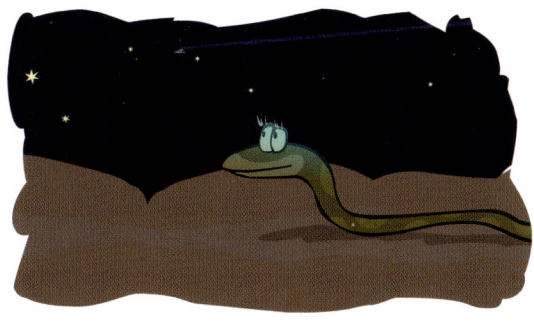

Unsere Freundin schlängelte sich ein paar Tage durch die Wüste und folgte dabei immer dem Glitzern, das ihr den Weg wies. Es tauchte Tag und Nacht am Himmel auf.

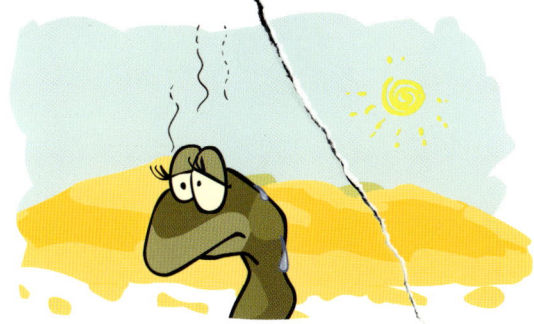

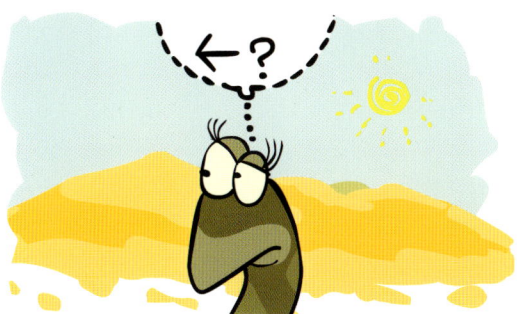

Eines Mittags war ihr besonders heiß und sie fragte sich, ob ihre Richtung noch stimmte. Das geheimnisvolle Glitzern hatte sie nämlich schon lange nicht mehr gesehen.

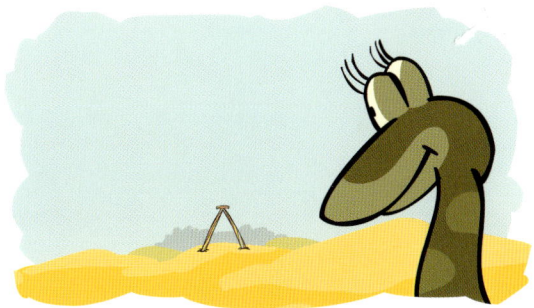

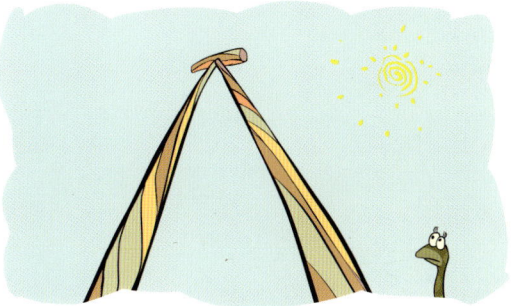

Plötzlich erblickte sie in der Ferne ein großes Gebilde. Ihr Schlängeln wurde immer schneller und schon bald war sie an ein Tor gelangt, das die Form eines Dreiecks hatte.

Das Dreieck

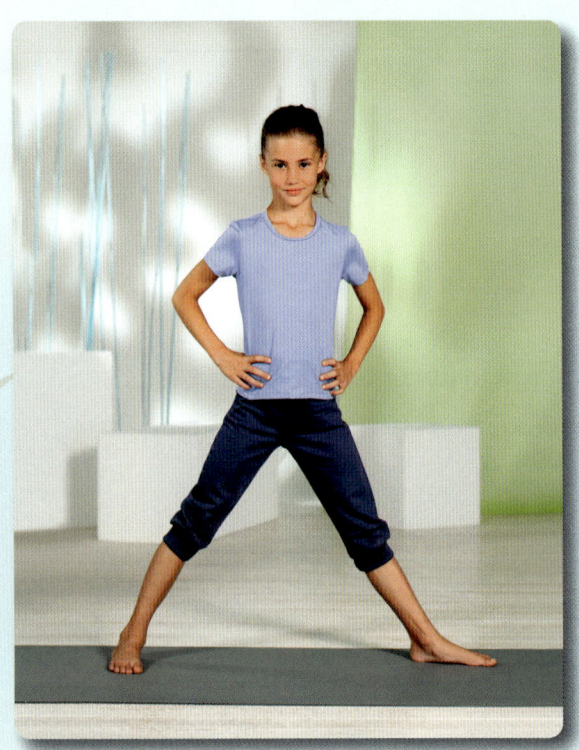

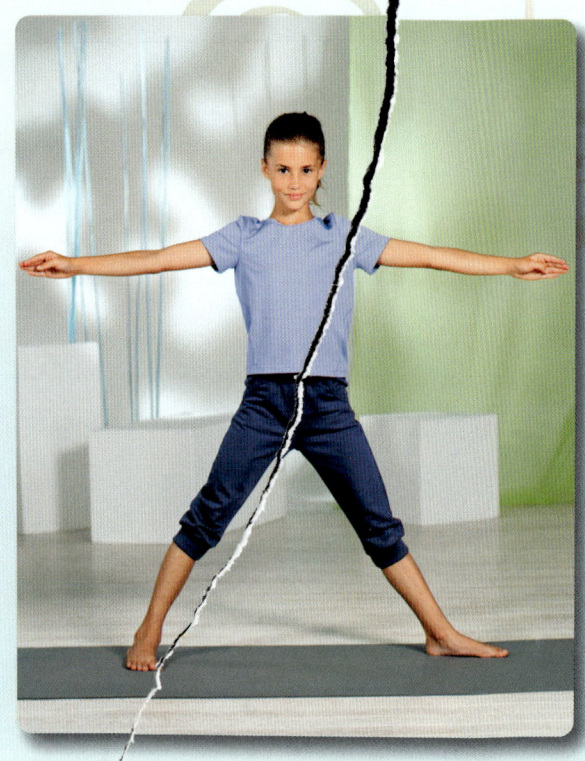

Stell dich mit gegrätschten Beinen auf die Yogamatte und zieh den Bauch nach innen. Den linken Fuß drehst du nach außen. Die Hände legst du an die Hüften.

Jetzt streckst du beide Arme aus und hebst sie bis auf Schulterhöhe an.

Nun lässt du deinen linken Arm langsam Richtung Fuß gleiten, den rechten Arm streckst du lang nach oben. Wenn deine Füße fest auf dem Boden stehen, kannst du auch hoch zu deiner rechten Hand schauen. Dann kommst du langsam wieder in die Ausgangsstellung zurück und wechselst die Seite.

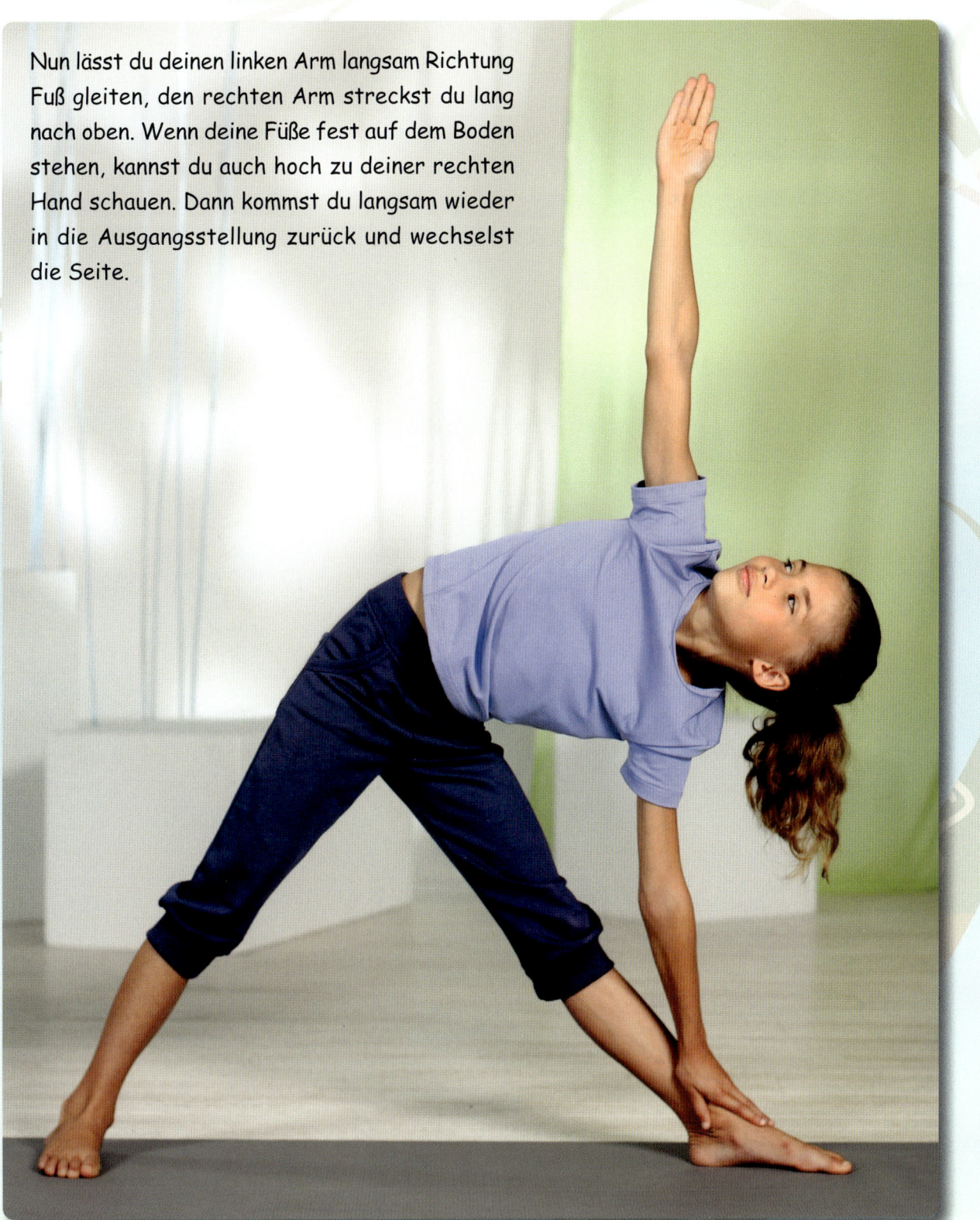

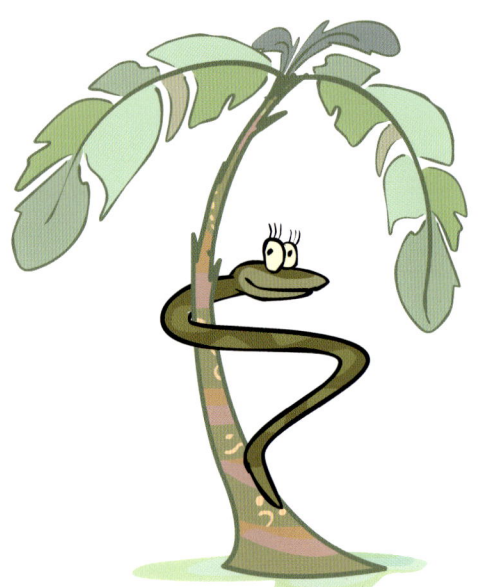

Die Palme

Eine Palme ist mit ihren Wurzeln fest verankert im Boden. Ihre Palmwedel bewegen und neigen sich, aber ihr dicker Stamm schwankt nicht. Wenn ihr diese Übung macht, stärkt ihr euer Gefühl für das Gleichgewicht und verbessert eure Haltung. Wie die Palme steht ihr dabei mit euren Füßen fest auf dem Boden, nur eure Beine und Arme bewegen sich.

Die Palme ist eine klassische Gleichgewichtsübung aus dem Yoga, die auch als »Baum« bekannt ist. Durch sie wird das Balancegefühl gestärkt und damit die gesamte Körperhaltung verbessert. Ausdauer und Standfestigkeit werden geübt und gleichzeitig Seele und Geist beruhigt. Denn die Palme zeigt uns, wie wir stark und verwurzelt sein können und trotzdem flexibel bleiben.

Verlangen Sie von Ihrem Kind keine Perfektion, dazu ist es noch nicht in der Lage. Und zu viel »Nachkorrektur« verdirbt ihm den Spaß. Aber eine Bemerkung wie »Stell dir vor, deine Füße sind wie Wurzeln im Boden und deine Arme erreichen den Himmel« macht ihm Freude und weckt seine Fantasie.

Am besten machen Sie diese Übung einfach vor. Viel erklären müssen Sie nicht, denn Kinder lieben es, Erwachsene nachzuahmen. Falls mehr Motivation erforderlich ist, erklären Sie, wie stark und sicher sie durch die Übung werden.

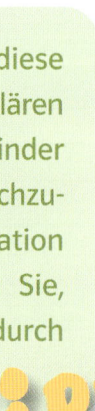

TIPP

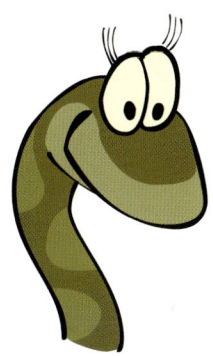

Hinter dem dreieckigen Tor eröffnete sich für die kleine Kobra eine ganz neue Welt. Sie war sehr grün, es gab viele Pflanzen und dazu noch einen großen Teich.

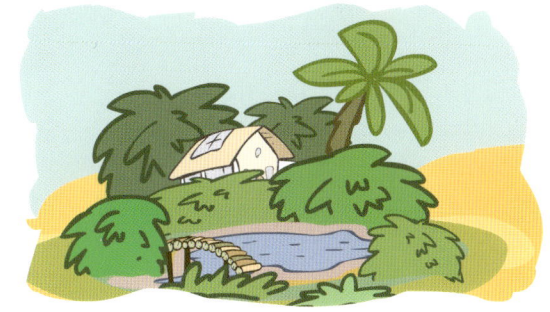

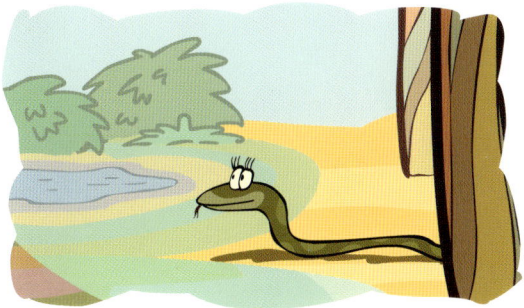

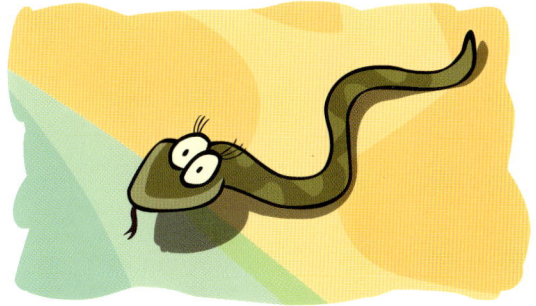

In neugieriger Vorfreude schlängelte sich unsere Freundin durch das dreieckige Tor.

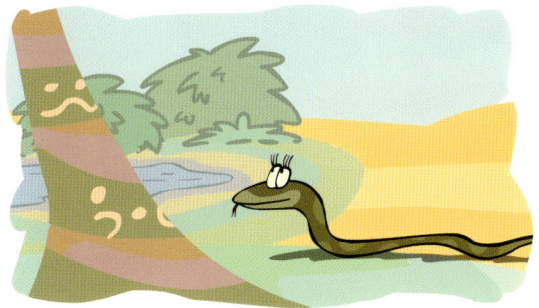

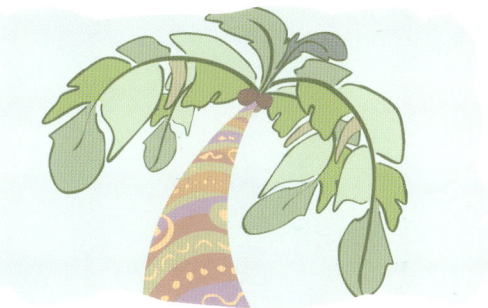

Gleich dahinter erspähte sie einen großen Baum, mit einem hohen Stamm und grünen Wedeln an der Spitze. Eine Palme. Die Wedel wogten sanft im Wind und machten dabei ein leise raschelndes Geräusch.

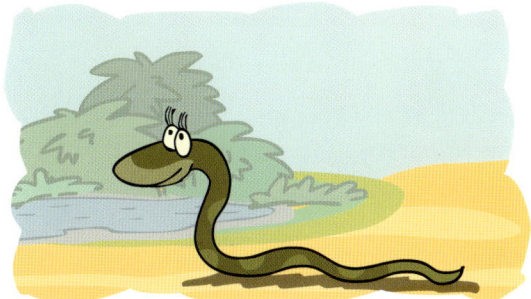

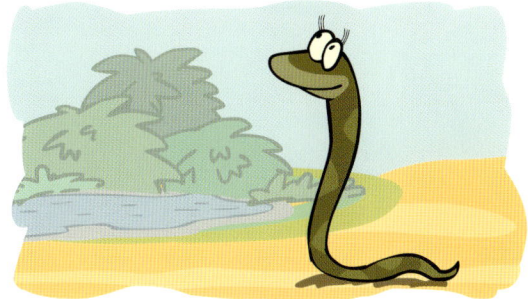

Die kleine Kobra richtete sich auf und betrachtete den Baum fasziniert. War der riesig! Und groß und standfest und stark.

Die Palme

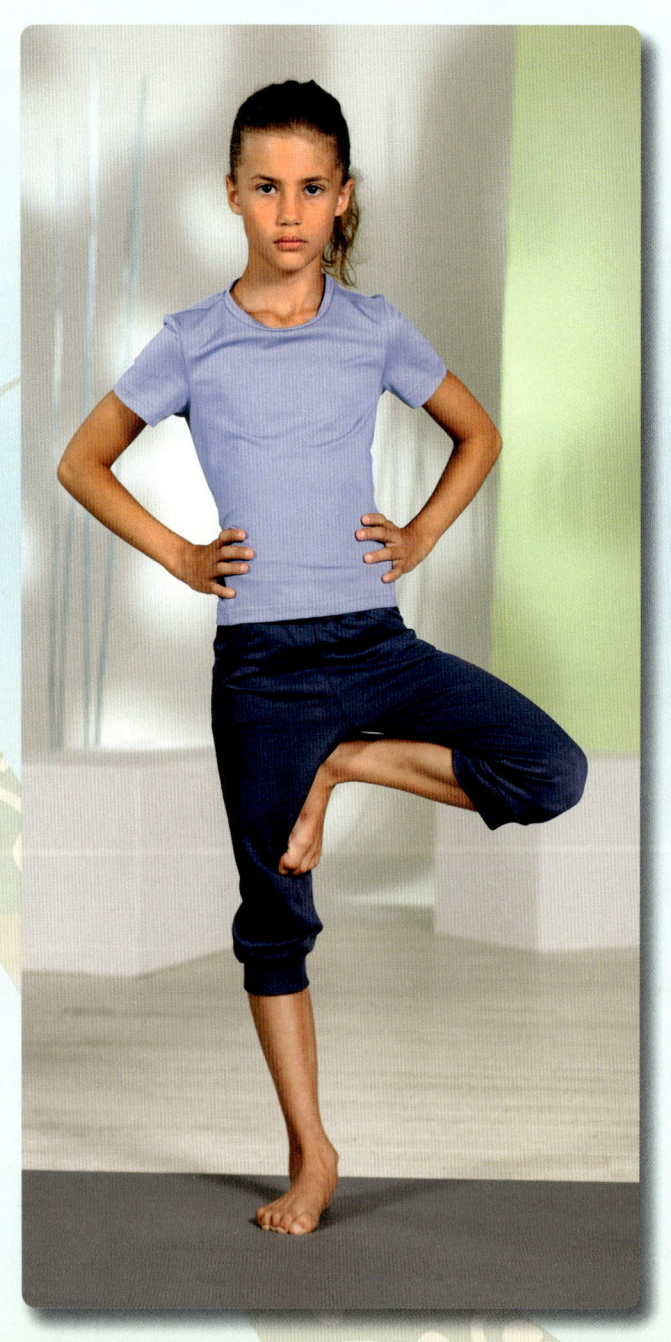

Stell dich aufrecht auf die Matte und leg die Hände an deine Hüften. Am besten stellst du dir vor, du bist eine große, standfeste Palme. Dann legst du den linken Fuß an die Innenseite des rechten Beins, möglichst weit nach oben. Suche dir mit deinem Blick einen festen Punkt in Augenhöhe, so kannst du sicher stehen und das Gleichgewicht besser halten.

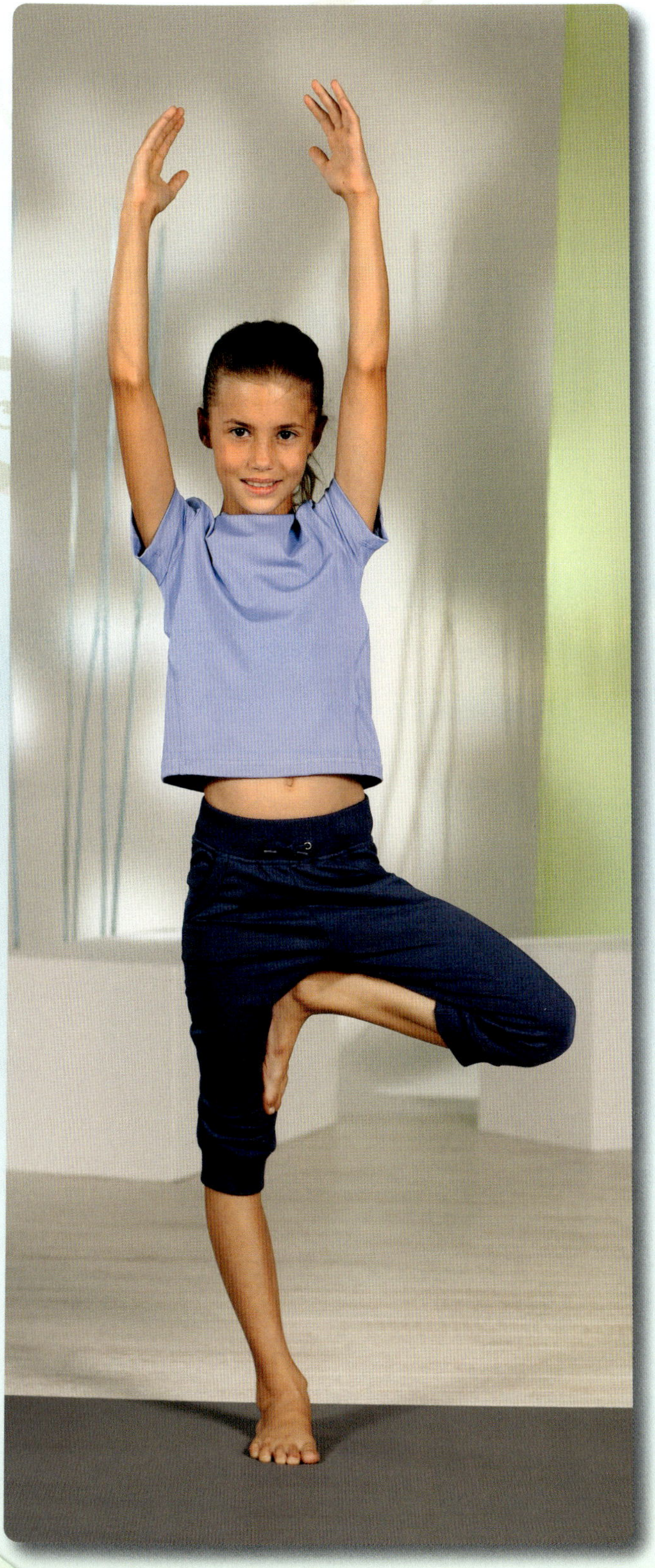

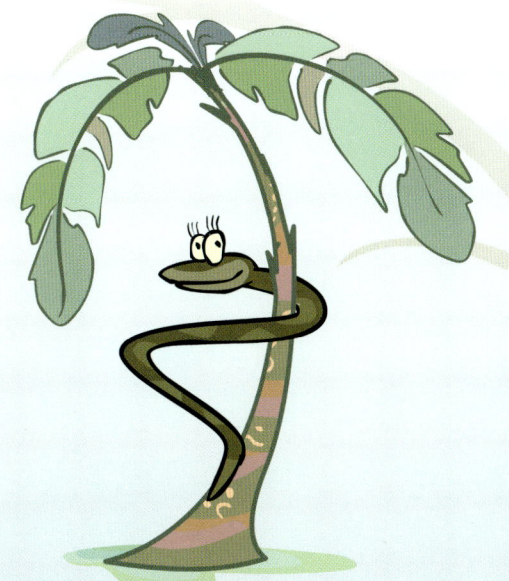

Jetzt streckst du langsam die Arme lang über den Kopf. Denke daran, gleichmäßig zu atmen. Dann lässt du die Arme wieder sinken. Nach einer kleinen Pause machst du die Übung mit dem anderen Bein, legst den rechten Fuß an den linken Oberschenkel, fixierst einen Punkt, um das Gleichgewicht zu halten, und streckst deine Arme wieder lang nach oben.

Der Hund

Ein Hund steht, wie ihr wisst, auf vier Beinen. Und sicherlich habt ihr schon mal gesehen, wie sich ein Hund streckt. Dann nimmt er seine beiden Vorderpfoten weit nach vorn. Genauso gut könnt ihr euch auch strecken mit dieser Übung. Sie kräftigt eure Schultermuskulatur und dehnt die Rückseite eurer Beine, vor allem die der Oberschenkel.

Der Hund, der nach unten schaut, ist eine sehr bekannte Yogaübung und kann überall ausgeführt werden. Wegen der intensiven Dehnung tut sie besonders den Rückenmuskeln gut. Weil der Rücken dabei stark entlastet wird, kann man sie auch als Ruheposition verwenden. Wichtig ist nur, dass der Rücken nicht durchhängt und dass Beine und Arme ganz durchgestreckt werden! Außerdem wird der Kopf gut durchblutet und mit frischem Sauerstoff versorgt – damit ist Ihr Kind dann wieder fit für die Hausaufgaben oder die nächste Schulstunde.

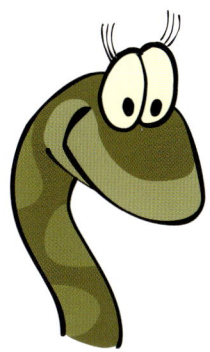

Als die kleine Schlange noch ganz in den Anblick der Palme vertieft war, tauchte hinter dem Stamm plötzlich ein weißes Gesicht mit einem schwarz umrandeten Auge auf.

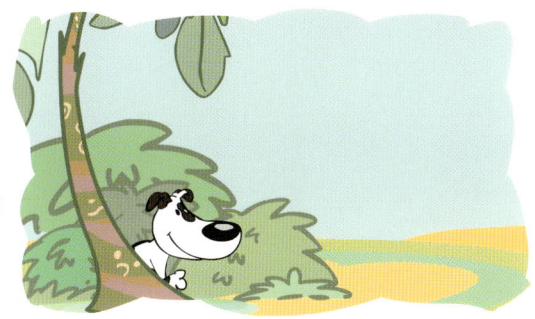

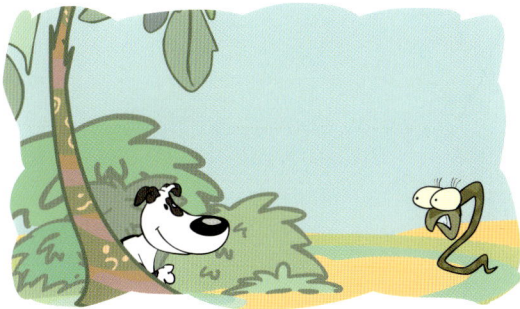

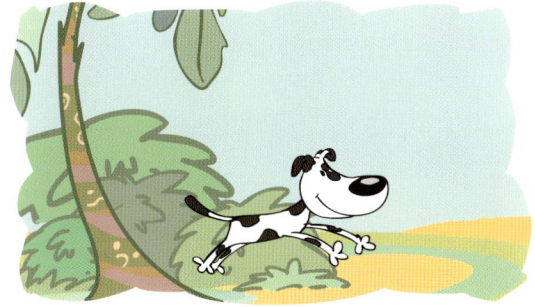

Erschrocken wich die Kobra zurück. Hinter der Palme kam ein kleiner Hund hervorgesprungen und betrachtete die Schlange voller Neugier.

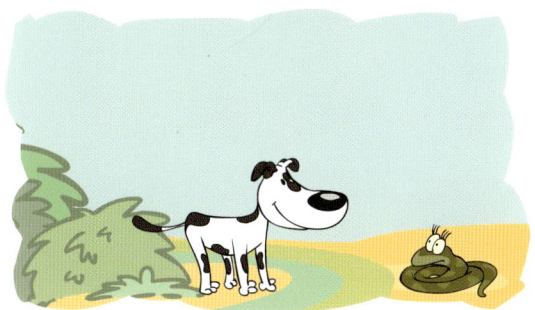

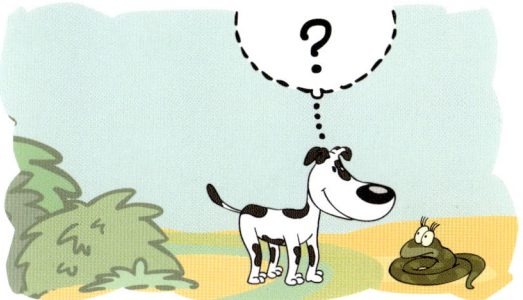

Der Hund lebte schon lange hier in der Oase inmitten der Wüste, aber bis jetzt hatte sich noch keine Schlange in sein grünes Reich gewagt.

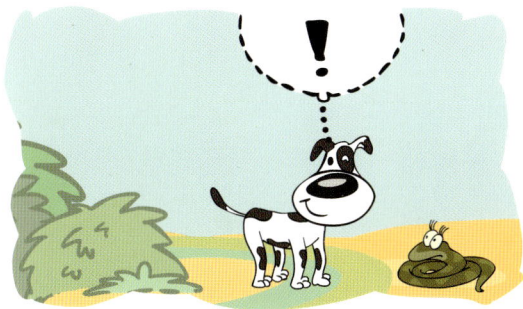

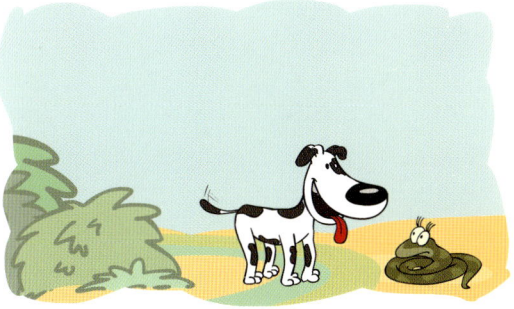

Weil das Hündchen die Abwechslung liebte, wedelte es freundlich mit dem Schwanz und stellte sich der kleinen Kobra vor.

Der Hund

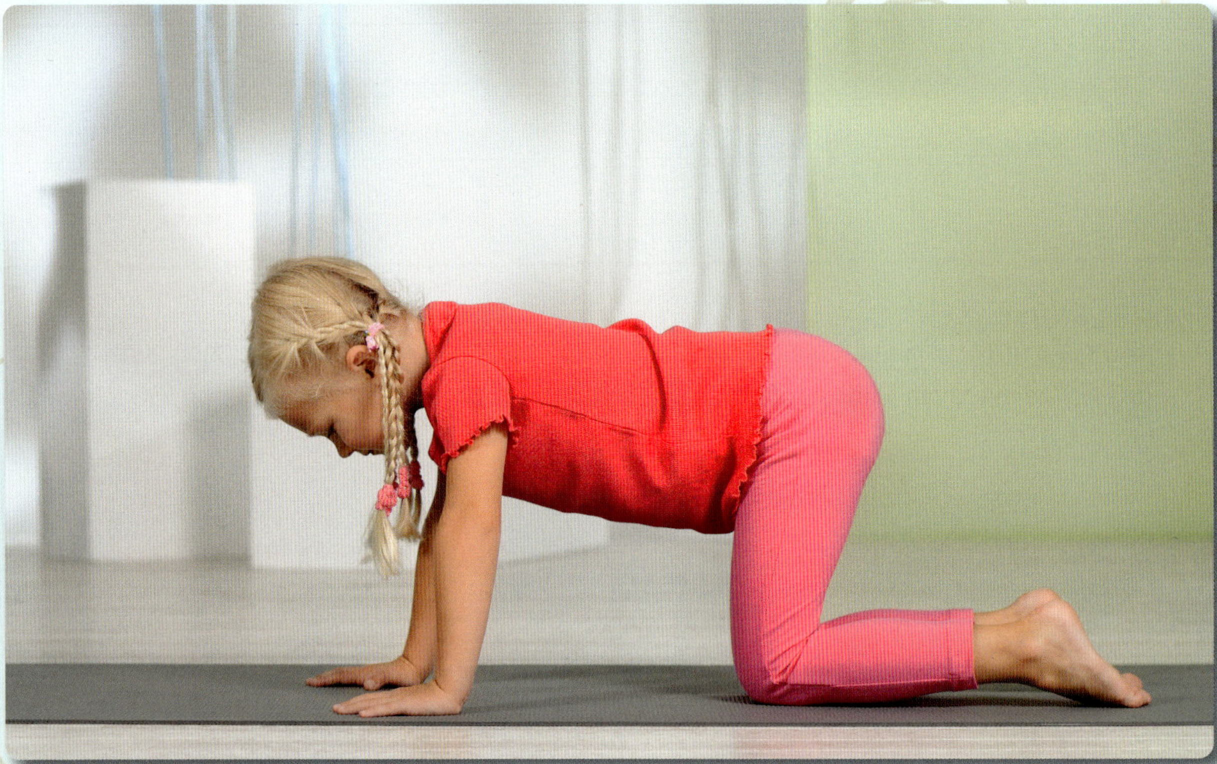

Geh in den Vierfüßlerstand, dabei sind die Handflächen und die Knie und Unterschenkel auf dem Boden. Deine Füße sind hüftbreit geöffnet.

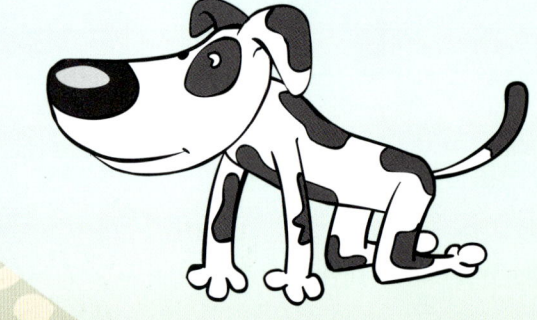

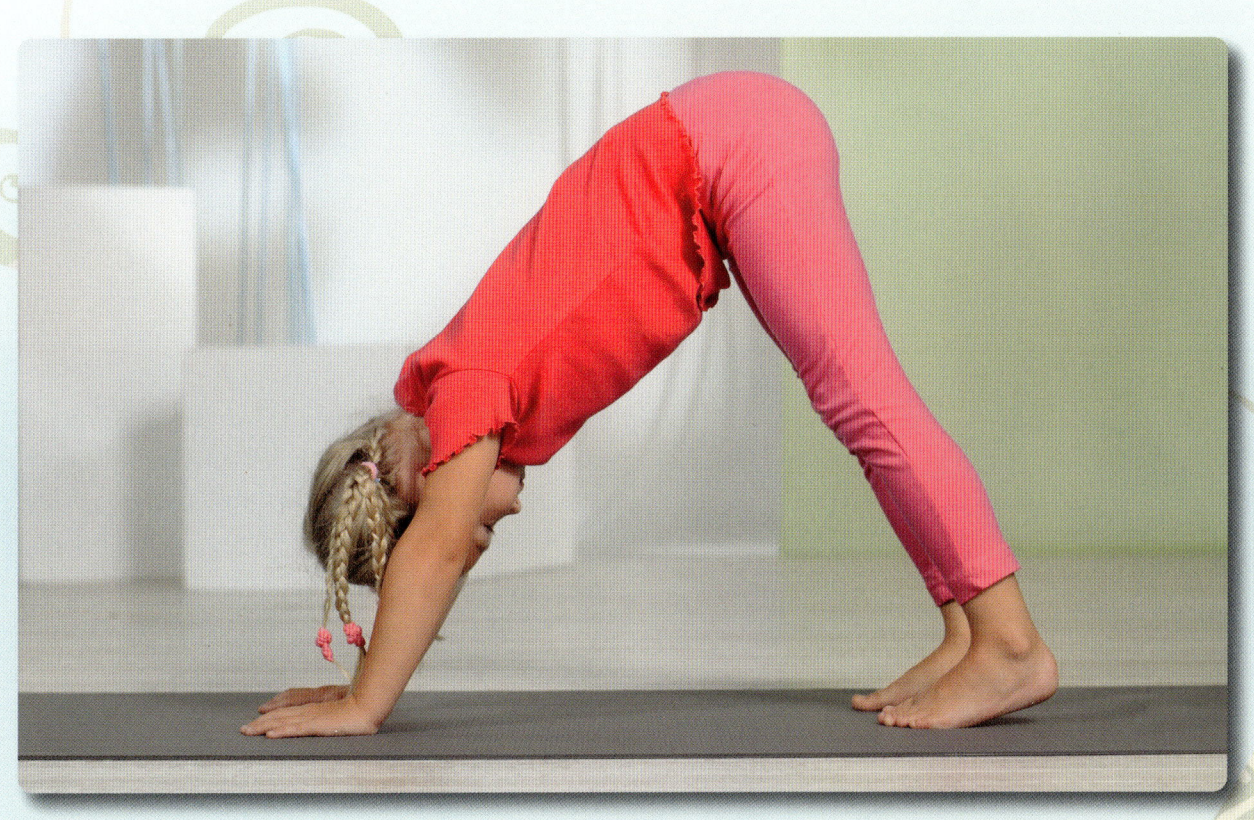

Nun schiebst du deinen Po Richtung Himmel, dabei strecken sich die Beine und Arme und der Oberkörper wird ganz lang. Versuch die Fersen zum Boden zu drücken, auch wenn das ein bisschen zieht. Der Kopf ist zwischen deinen Armen und du schaust deine Zehen an. Dann kommst du langsam wieder in den Vierfüßlerstand zurück.

Die Brücke

Wie ihr sicherlich wisst, hat eine Brücke mehrere, mindestens aber zwei Pfeiler, die sie tragen. Bei dieser Übung sind eure Arme und die Beine die Pfeiler, mit der ihr eure Brücke bauen könnt.

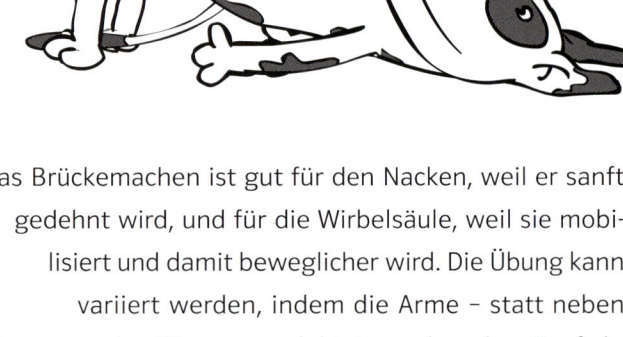

Das Brückemachen ist gut für den Nacken, weil er sanft gedehnt wird, und für die Wirbelsäule, weil sie mobilisiert und damit beweglicher wird. Die Übung kann variiert werden, indem die Arme – statt neben den Körper – nach hinten neben dem Kopf abgelegt werden.

Besonders wichtig ist bei dieser Übung der Atem. Gerade die Bauchatmung wird gestärkt – da Brust und Schultern sich öffnen –, und das erleichtert wiederum das Ausführen der Übung. Erinnern Sie sich und Ihr Kind deshalb immer wieder an das tiefe Ein- und Ausatmen.

Wenn der Nacken schmerzen sollte, legen Sie am besten ein kleines Kissen oder eine dünne, zusammengefaltete Decke darunter.

Tipp

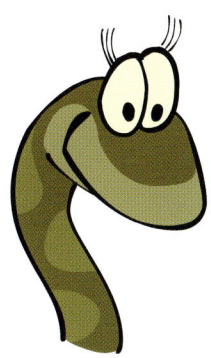
Nachdem die Kobra ihren ersten Schreck überwunden hatte, mochte sie den kleinen Hund sofort. Sie freute sich sehr, dass sie so schnell einen neuen Freund gefunden hatte.

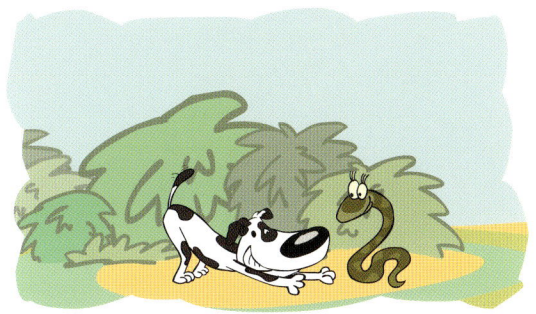

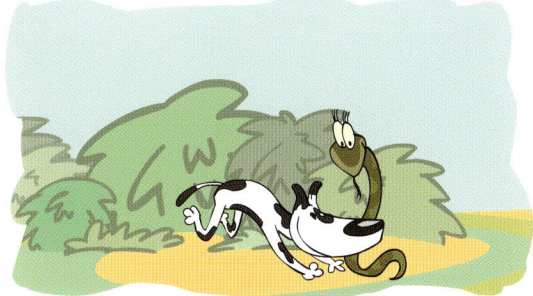

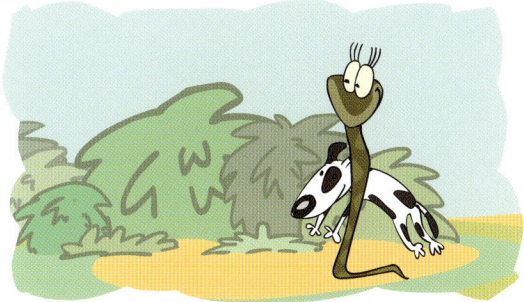

Der Vierbeiner wollte der kleinen Schlange gleich alle anderen Tiere vorstellen, die er kannte. Denn er war nicht der einzige Bewohner dieser schönen Oase.

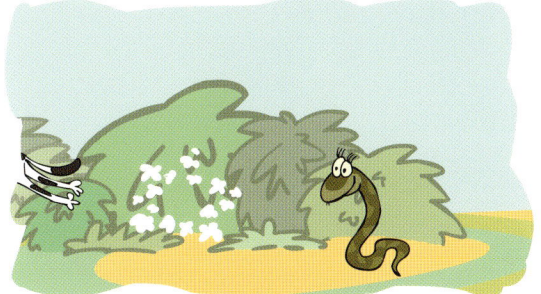

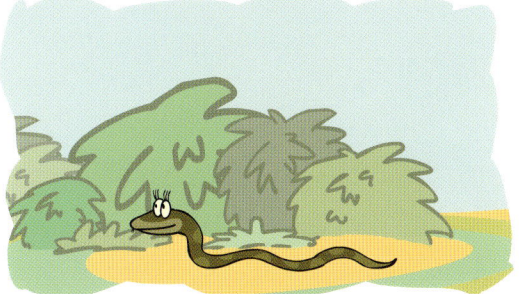

Aufgeregt tänzelte er vor ihr herum und lief dann voraus. Die kleine Kobra folgte ihm mit schlängelnden Bewegungen, so schnell sie konnte.

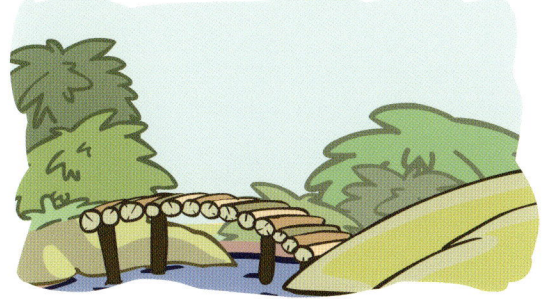

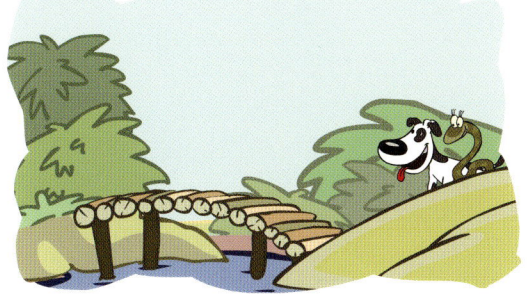

Als sie zum Teich kamen, machten die beiden vor einer schönen alten Holzbrücke halt.

Die Brücke

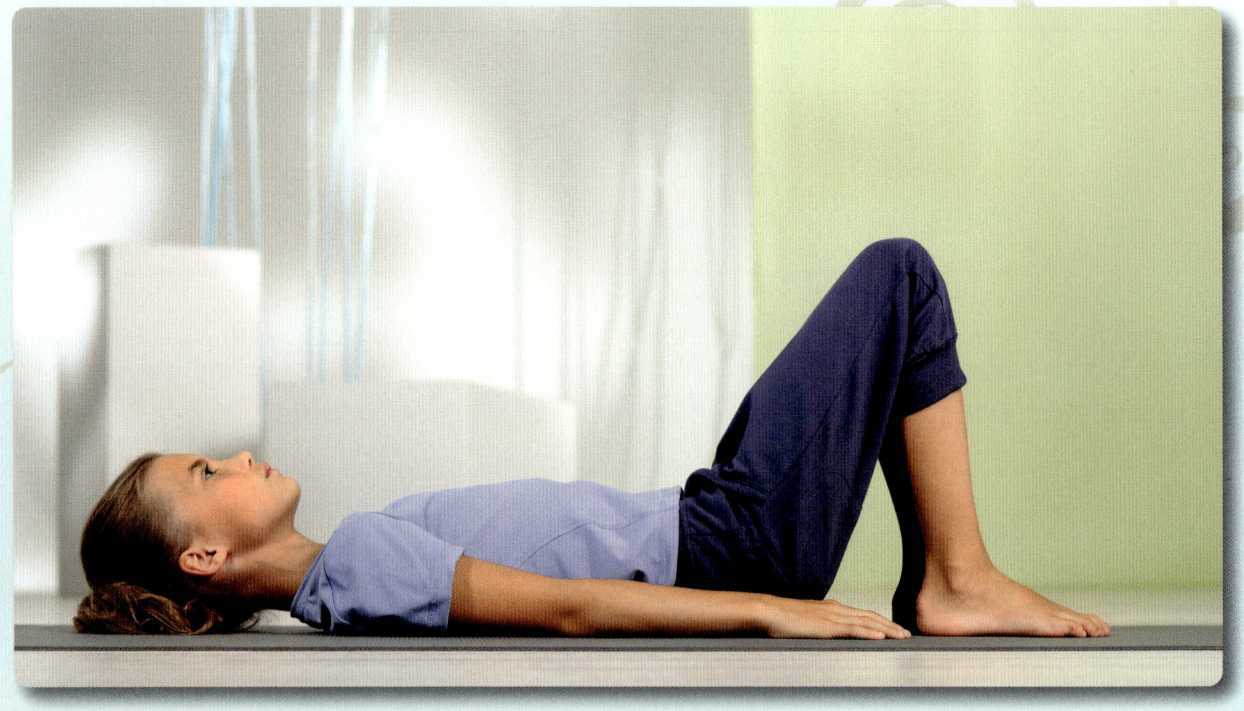

Lege dich auf den Rücken und zieh deine Füße genau unter die Knie. Die Arme legst du neben den Körper und streckst den Nacken schön lang.

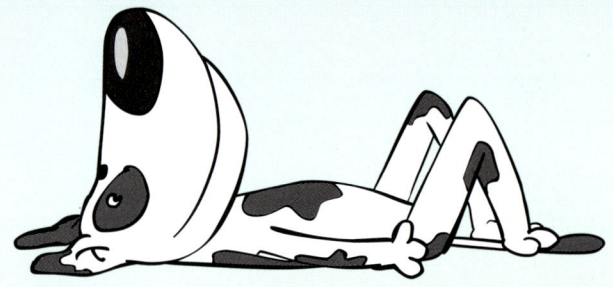

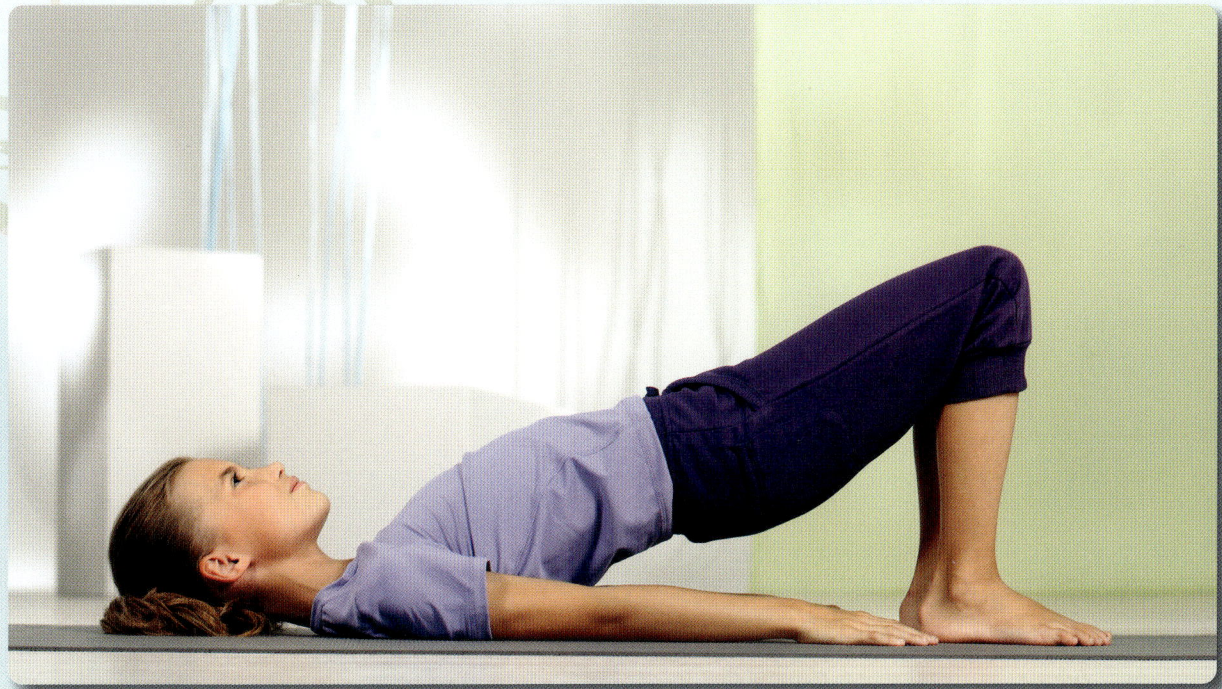

Jetzt hebst du langsam Po und Rücken vom Boden ab – stell dir vor, dein Körper sei eine Brücke, unter der viele Leute durchgehen. Wenn du deine Füße und Arme ganz fest in den Boden drückst, wird die Brücke viel stabiler. Atme ganz gleichmäßig dabei. Lass noch die letzten Leute unter der Brücke hindurchgehen und komme dann wieder mit dem Po auf den Boden.

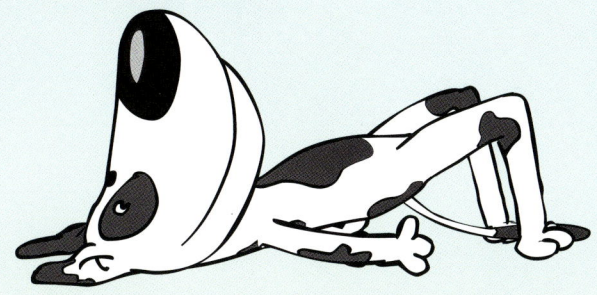

Der Schmetterling

Der Schmetterling klappt seine Flügel beim Fliegen immer auf und zu – und das Gleiche macht ihr bei der Schmetterlingsübung mit den Beinen, die wippen dabei auf und ab. Mit dieser Übung stärkt ihr eure Hüften und macht sie geschmeidig, und ihr könnt länger mit gekreuzten Beinen sitzen.

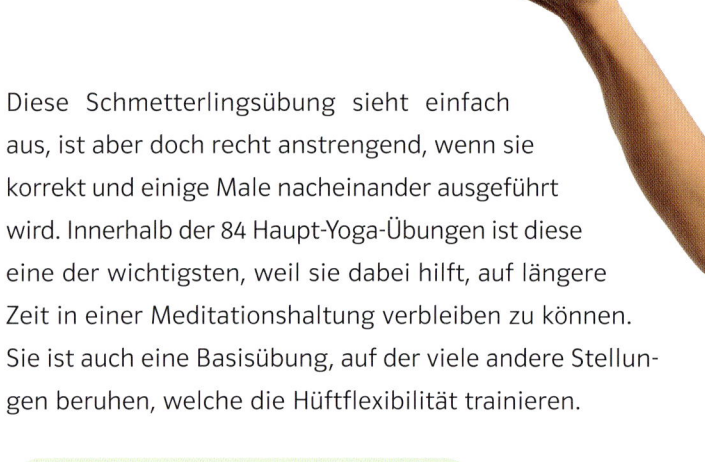

Diese Schmetterlingsübung sieht einfach aus, ist aber doch recht anstrengend, wenn sie korrekt und einige Male nacheinander ausgeführt wird. Innerhalb der 84 Haupt-Yoga-Übungen ist diese eine der wichtigsten, weil sie dabei hilft, auf längere Zeit in einer Meditationshaltung verbleiben zu können. Sie ist auch eine Basisübung, auf der viele andere Stellungen beruhen, welche die Hüftflexibilität trainieren.

Lassen Sie die Spieltiere oder die Puppen der Kinder »mitmachen«. Wenn sie einfach nur dabei sind und zusehen, macht das den Kindern viel Freude – schließlich haben sie nun ein Publikum.

TiPP

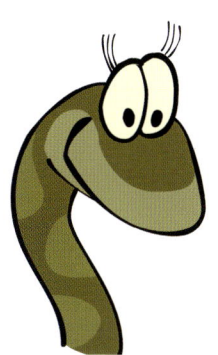

Der kleine Hund überlegte sorgfältig, ob er lieber den kurzen,
schnellen Weg über die Brücke
oder den langen, aber viel
spannenderen, um den Teich
herum nehmen sollte.

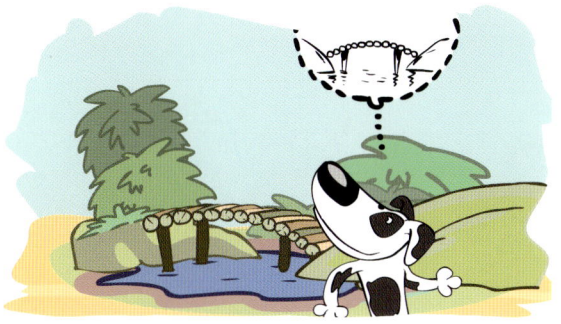

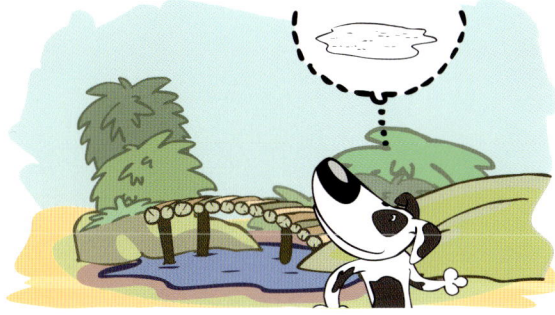

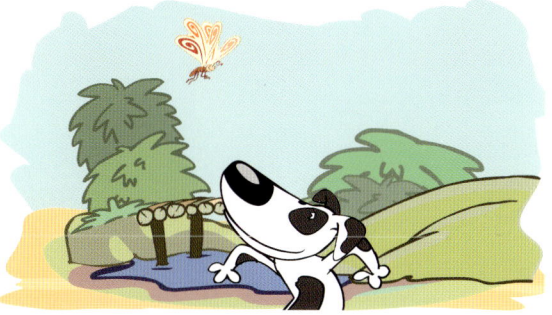

Da wurde er abgelenkt von einem wunderschönen Schmetterling, der in der Luft zu hüpfen schien. Vor der Schnauze des kleinen Hundes tanzte er auf und ab.

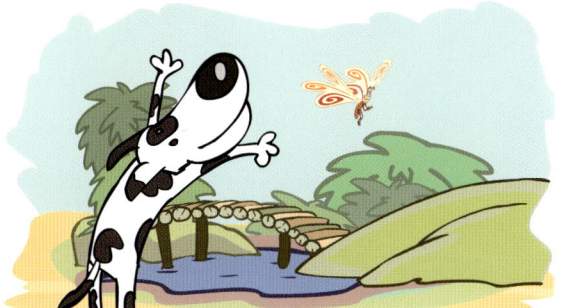

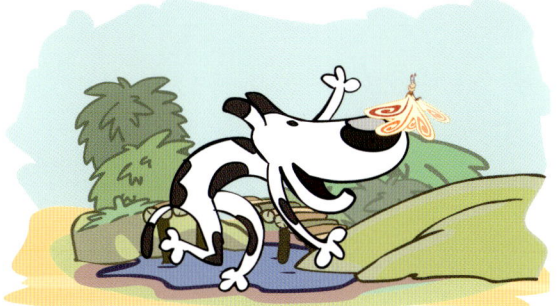

Laut bellend und springend versuchte der kleine Hund den bunten Falter einzufangen.

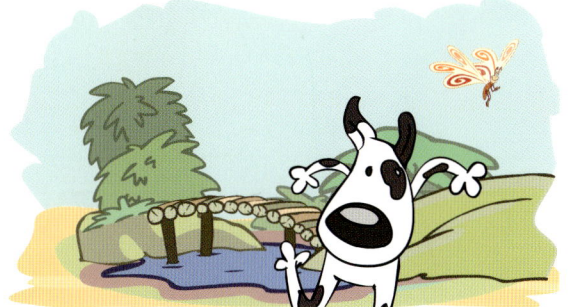

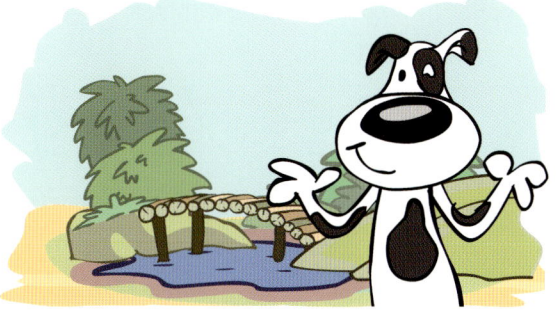

Tja, leider kann weder ein kleiner Hund noch ein Mensch wie ein Schmetterling fliegen,
aber das Flügelschlagen, das können wir Menschen nachahmen.

Der Schmetterling

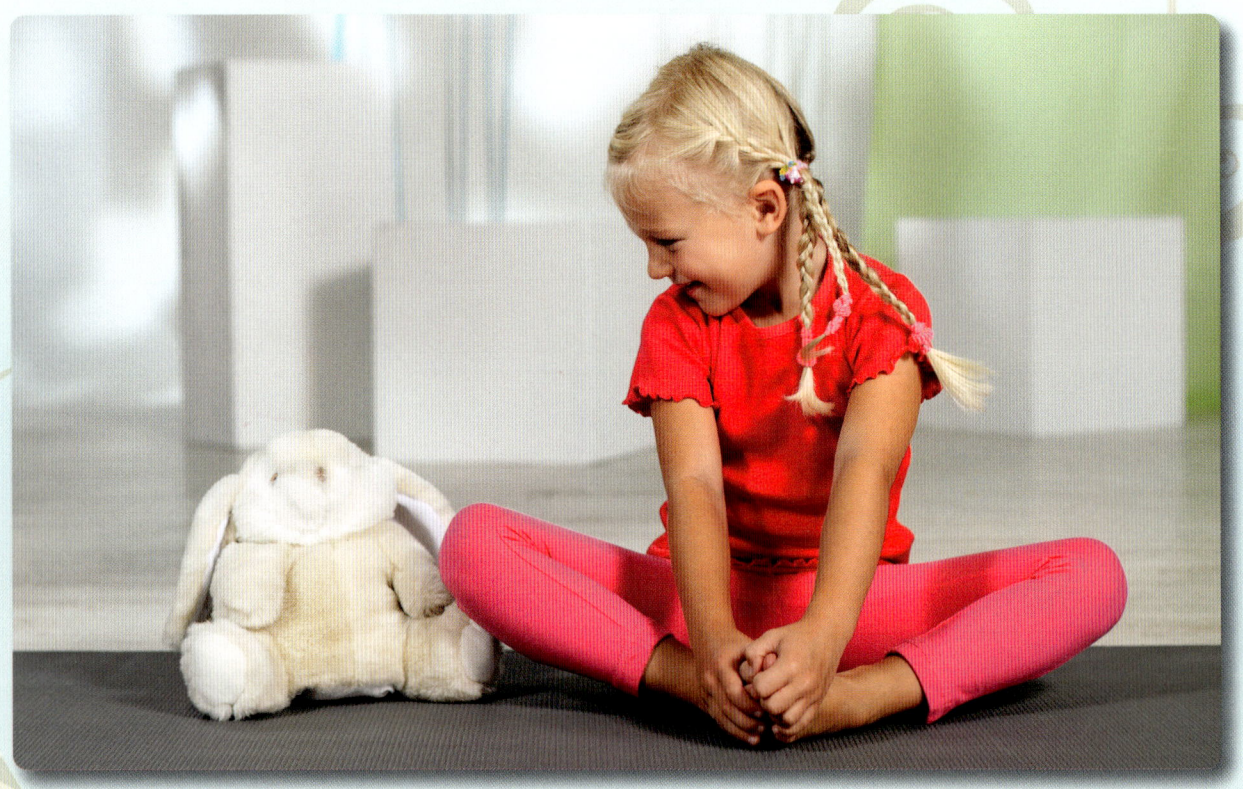

Stell dir vor, du bist ein Schmetterling. Setz dich auf die Yogamatte und lege deine Füße aneinander, so dass du sie mit beiden Händen umfassen kannst. Deine Knie zeigen dabei nach außen. Der Schmetterling streckt sich zuerst noch einmal lang nach oben und bewegt dann seine Flügel auf und ab.

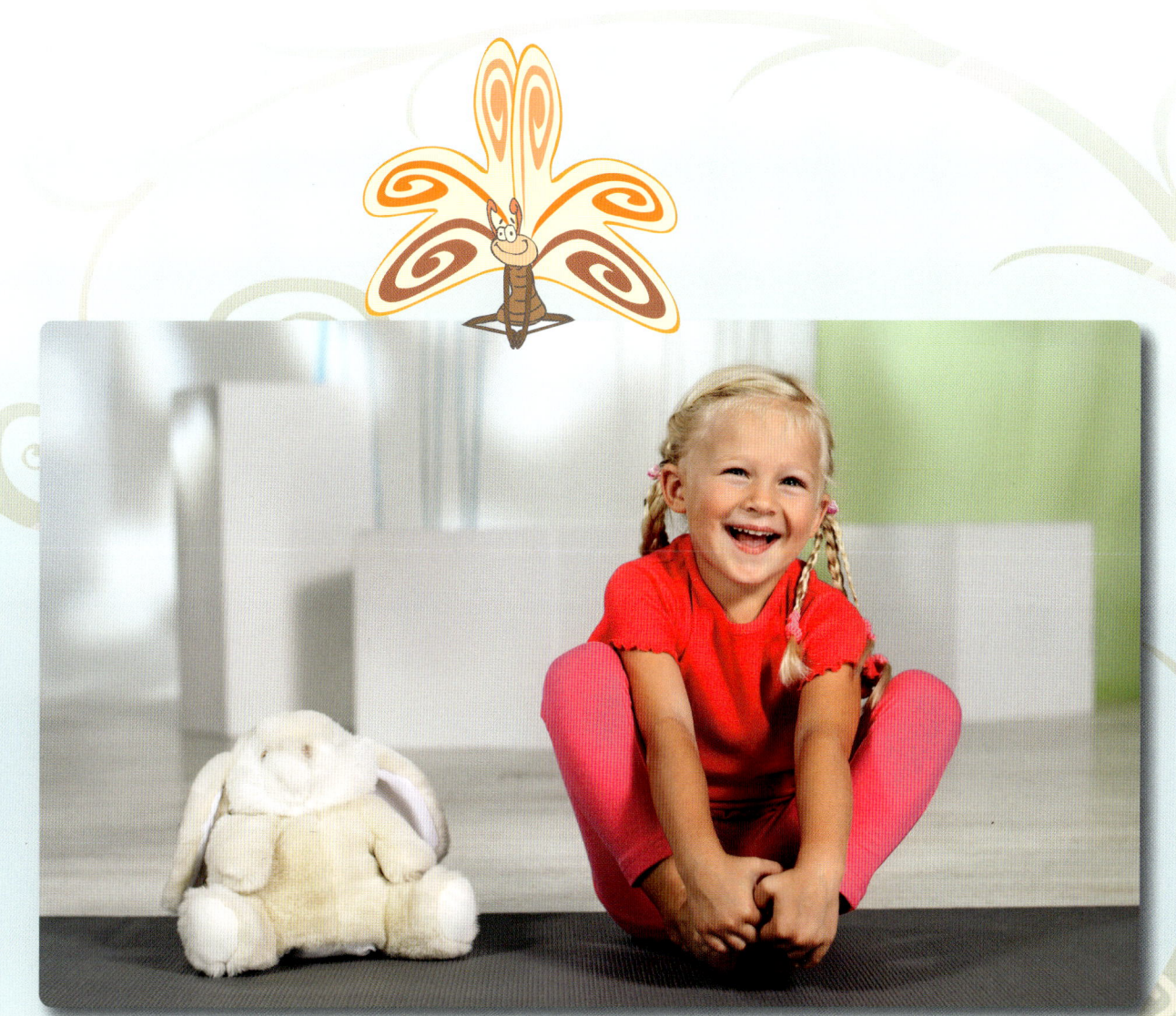

Genauso hebst du nun langsam und gleichmäßig deine Knie und senkst sie wieder. Bei jedem Flügelschlag kommen deine Knie etwas weiter nach unten. Dein Rücken und dein Kopf bleiben gerade aufgerichtet. Jetzt machst du noch deine letzten Flügelschläge und setzt dich dann in den Schneidersitz.

Der Schwan

Wie Schwäne ihr Futter finden, wisst ihr sicher — wenn ihr sie nicht füttert, müssen sie ihre Nahrung im Wasser suchen. Dafür tauchen sie mit ihrem Hals so ins Wasser, dass nur noch ihr Hinterteil und die Flossen zu sehen sind. Könnt ihr eure Füße genauso in die Luft strecken? Probiert doch mal diese Pilates-Übung.

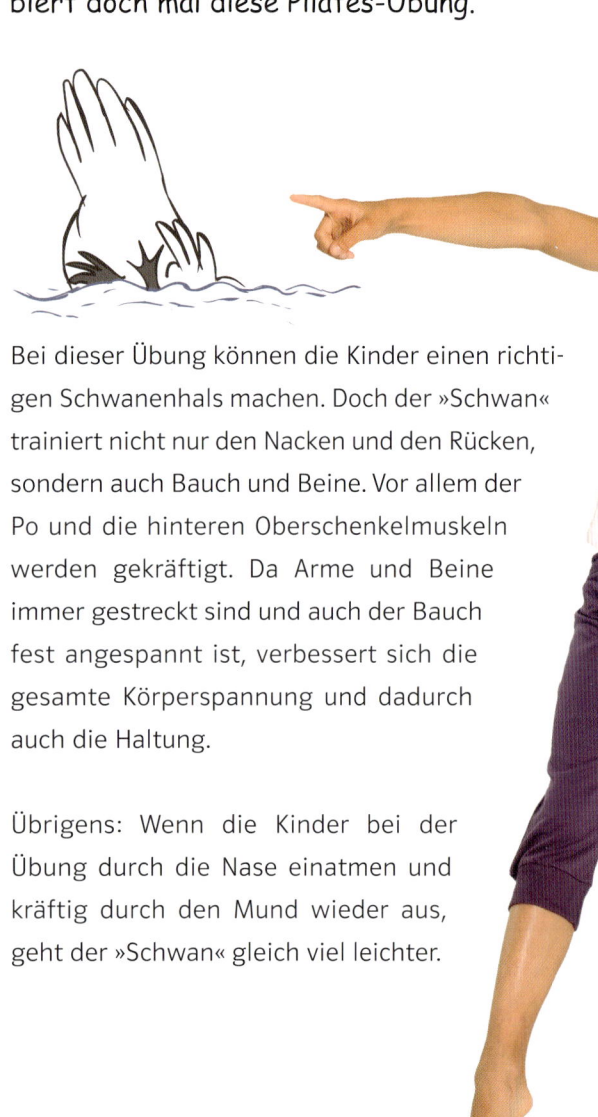

Bei dieser Übung können die Kinder einen richtigen Schwanenhals machen. Doch der »Schwan« trainiert nicht nur den Nacken und den Rücken, sondern auch Bauch und Beine. Vor allem der Po und die hinteren Oberschenkelmuskeln werden gekräftigt. Da Arme und Beine immer gestreckt sind und auch der Bauch fest angespannt ist, verbessert sich die gesamte Körperspannung und dadurch auch die Haltung.

Übrigens: Wenn die Kinder bei der Übung durch die Nase einatmen und kräftig durch den Mund wieder aus, geht der »Schwan« gleich viel leichter.

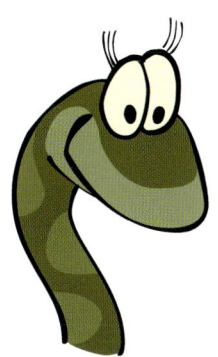

Der Schmetterling verschwand plötzlich hinter einem Busch und der kleine Hund drehte sich zu seiner Freundin, der Kobra, um. Wo war sie denn geblieben?

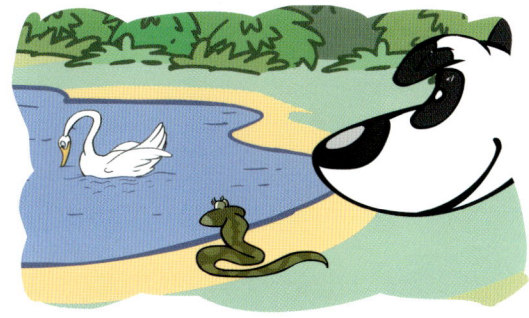

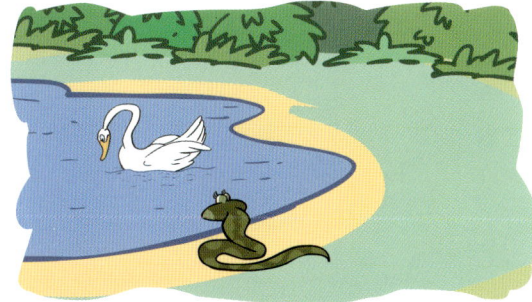

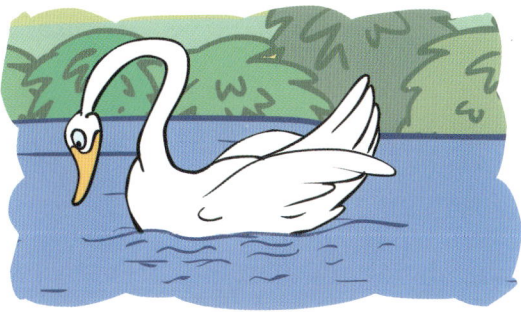

Dort hinten am Rand des Teiches lag sie und beobachtete neugierig, was der große Schwan da im Wasser machte.

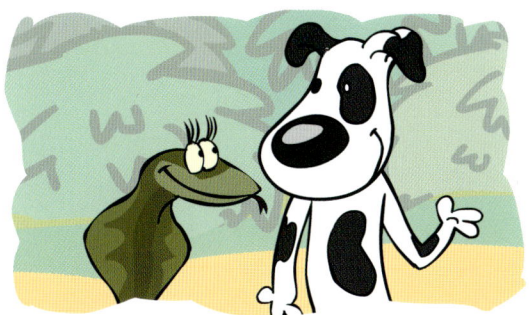

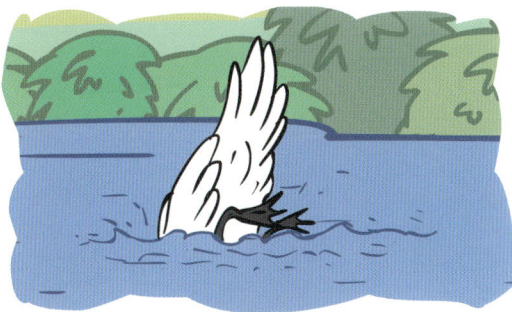

Sie hatte noch nie einen Schwan gesehen und fand ihn sehr beeindruckend. Der kleine Hund erklärte ihr, dass der Schwan im Teich sein Futter findet.

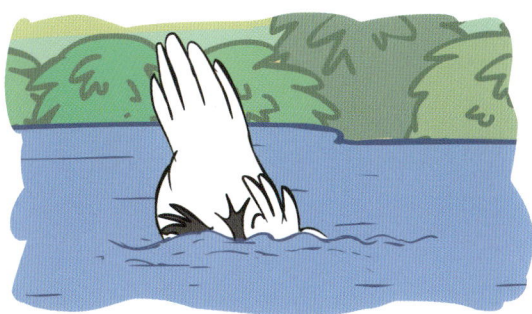

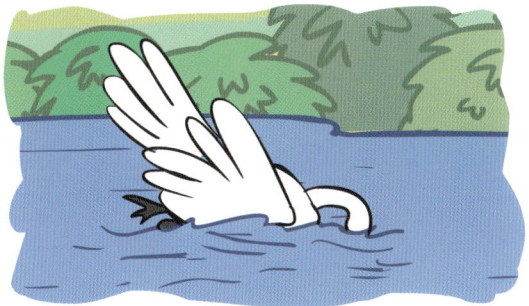

Deswegen verschwindet er mit seinem langen Hals immer halb im Wasser.

Der Schwan

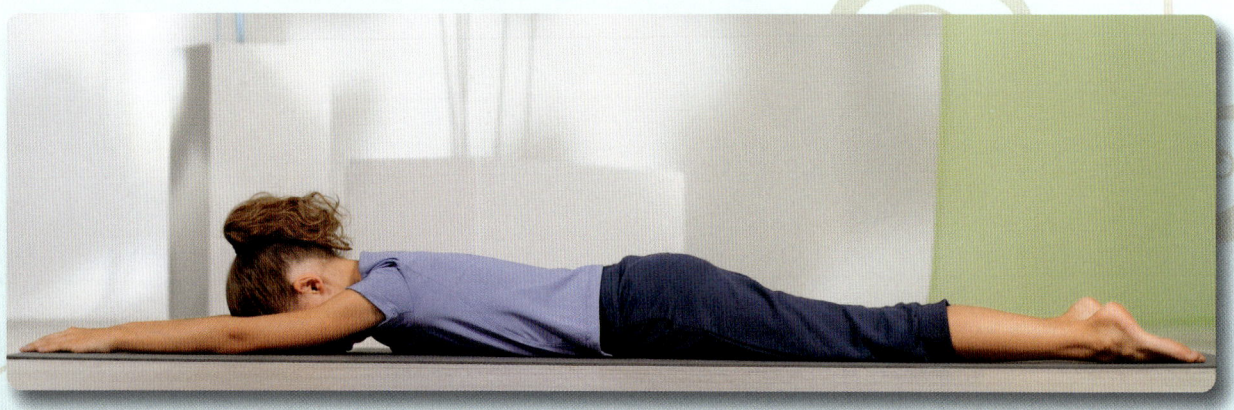

Du liegst auf dem Bauch und streckst die Arme nach vorn aus. Das Wasser, in dem du schwimmst, ist leider noch etwas kühl, deshalb ziehst du automatisch den Bauch nach innen.

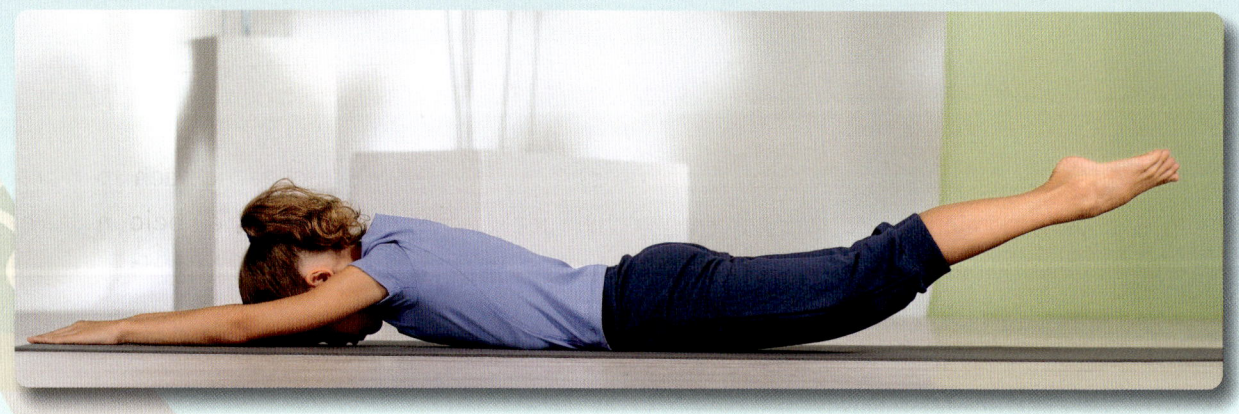

Drücke beide Beine fest zusammen und hebe sie nach oben.

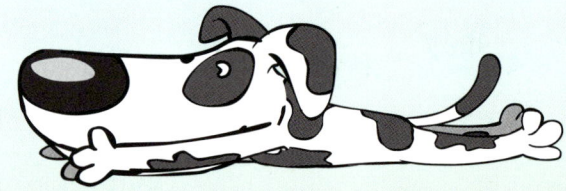

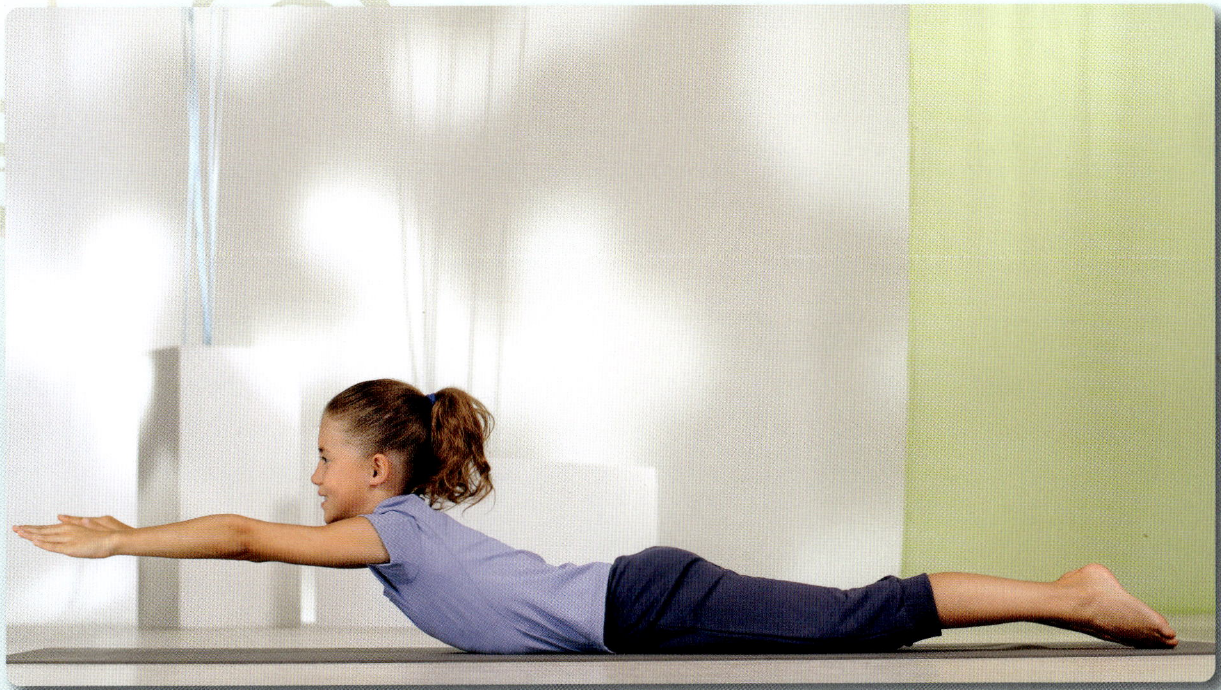

Dann senkst du die Beine, hebst den Kopf und streckst die Arme gleichzeitig nach vorn aus. Mache dabei einen langen Schwanenhals. Wechsle jetzt langsam zwischen den beiden Bewegungen. Denke immer an das kühle Wasser und spanne den Bauch fest an. Nach der letzten Bewegung darf der Schwan sich ausruhen.

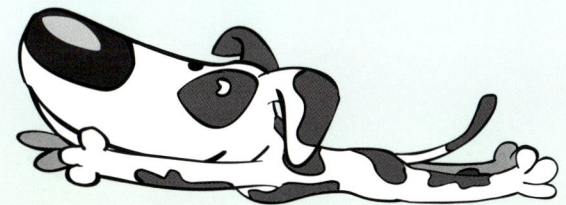

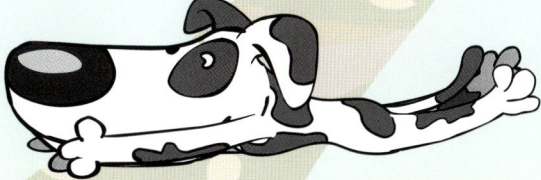

Schwimmen

Schwimmen – das kann doch jedes Kind, werdet ihr euch denken. Doch wenn man auf einer Gymnastik- oder Yoga-matte »schwimmt«, ist das ein bisschen anstrengender, tut aber dem ganzen Körper gut.

Diese Pilates-Übung sorgt für eine stabile Körpermitte, von der alle Bewegungen ausgehen. Sie kräftigt den gesamten Rücken, den Schultergürtel und die Gesäßmuskulatur. Schon nach wenigen Übungseinheiten wird die Körperhaltung durch das gezielte Training des Rumpfs sichtbar verbessert. Weil die Pilates-Übungen immer langsam und sehr kontrolliert ausgeführt werden, bekommen Sie mehr Ausdauer, aber nur selten Muskelkater.

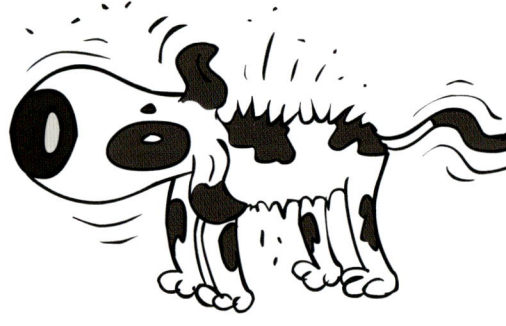

Wenn Ihrem Kind diese Übung anfangs zu schwierig ist, kann es zunächst auch nur die Arme oder nur die Beine anheben. Erst wenn das gut gelingt, wird die Übung wie beschrieben ausgeführt.

Tipp

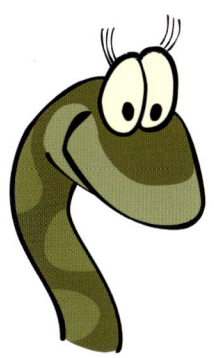 Blitzartig kam da dem kleinen Hund eine gute Idee. Er wollte der Kobra zeigen, wie toll er schwimmen konnte. Wozu hatte man schließlich in der Oase einen Teich?

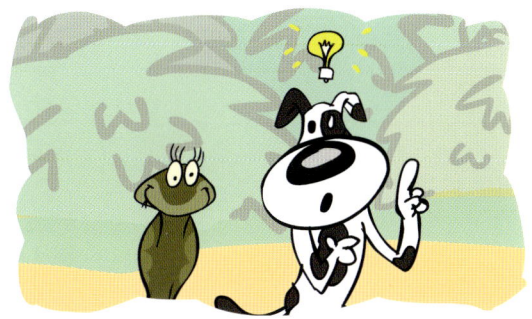

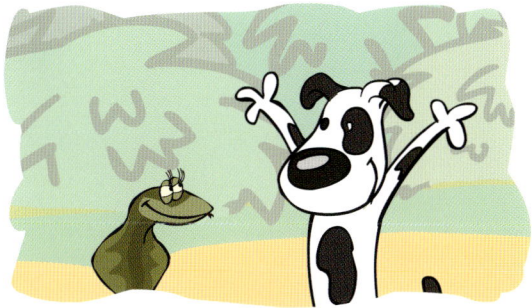

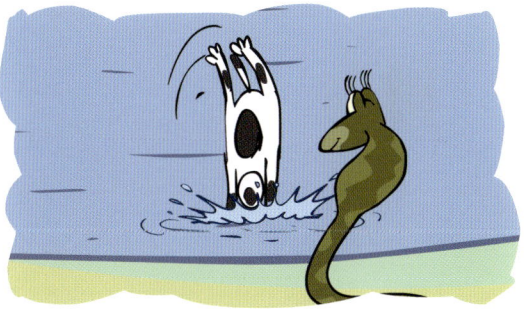

Schon war er mit einem großen, lauten Platschen in den Teich gesprungen.

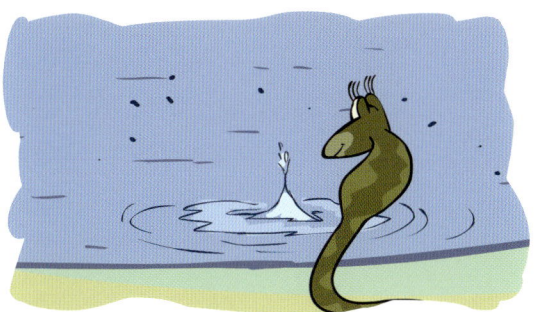

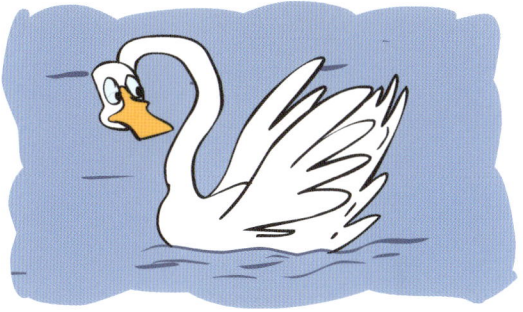

So dass der Schwan irritiert seine Futtersuche unterbrach und dem kleinen Hund argwöhnisch dabei zusah, wie er eine Runde im Teich schwamm.

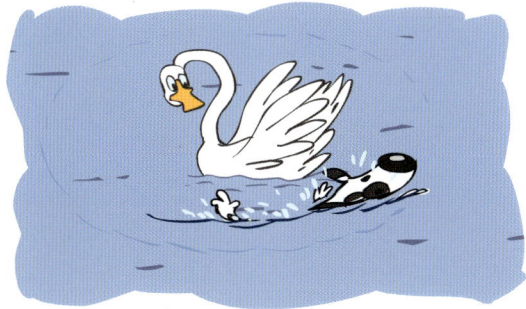

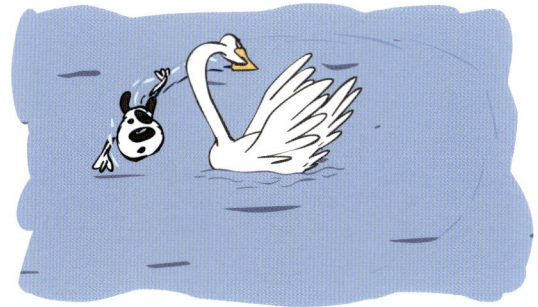

Er war gar nicht daran gewöhnt, mit anderen Tieren seinen schönen Teich zu teilen. Deshalb blickte er auch sehr erleichtert drein, als der kleine Hund wieder an das Ufer zurückpaddelte.

Schwimmen

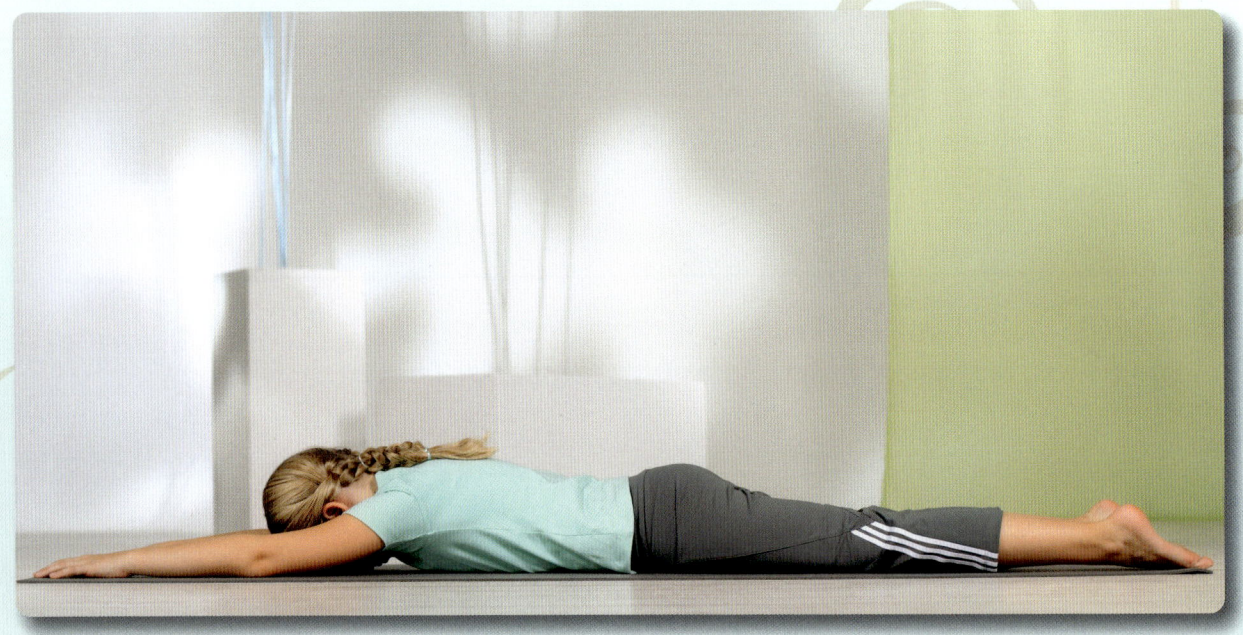

Du legst dich auf den Bauch, streckst deine Arme weit nach vorn aus und stellst dir vor, du bist im Wasser. Es ist kühl, so dass du Deinen Bauchnabel nach innen ziehst. Achte darauf, dass du gleichmäßig atmest.

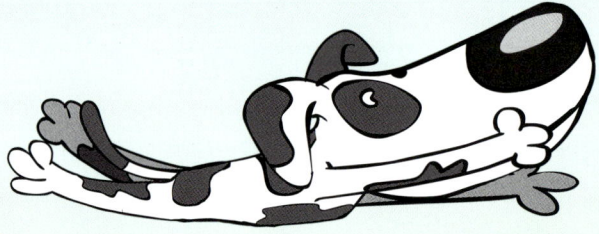

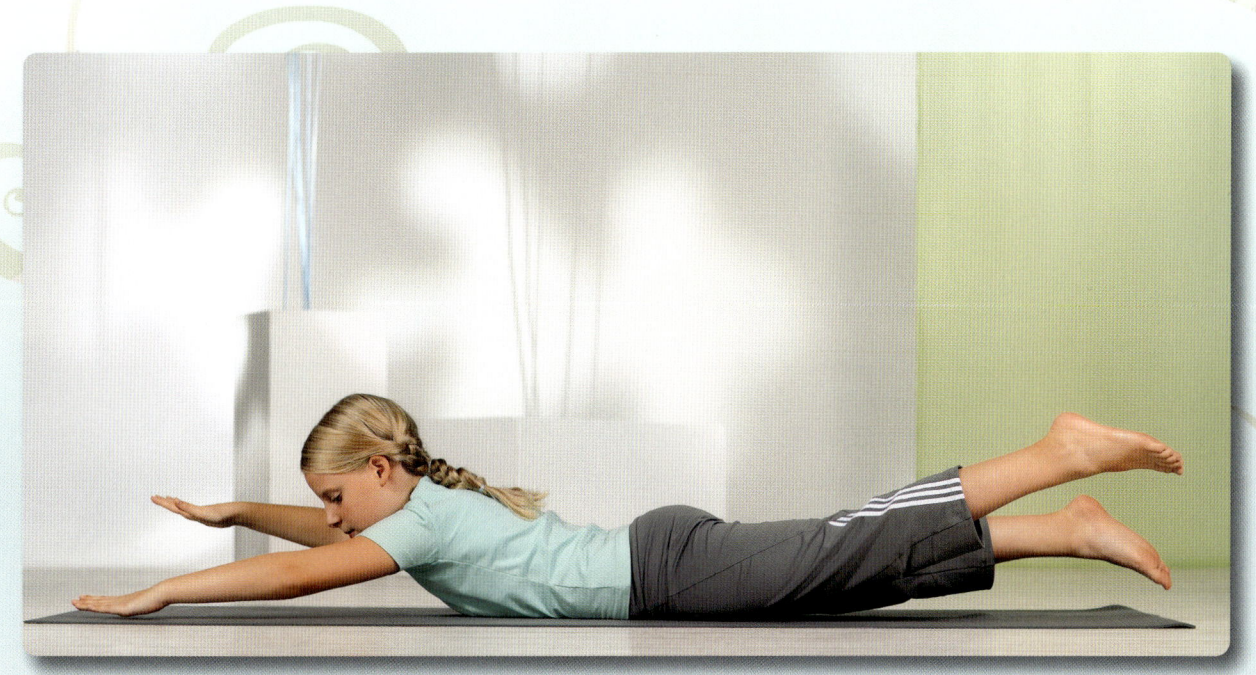

Dann hebst du deine Arme und Beine vom Boden ab. Versuche zu schwimmen, indem du mit den Armen und Beinen paddelst. Dabei paddeln immer der rechte Arm mit dem linken Bein und der linke Arm mit dem rechten Bein. Jetzt versuch die Paddelbewegung so klein zu machen, dass dein Po und dein Kopf ruhig bleiben. Vielleicht musst du dafür auch etwas langsamer paddeln. Das gelingt dir viel leichter, wenn du daran denkst, dass es im Wasser kalt ist und du den Bauch nach innen ziehst. Bleibe gleichmäßig in deinen Bewegungen. Sobald du das Ufer erreicht hast, darfst du dich ausruhen.

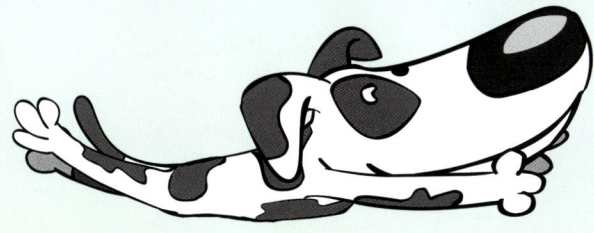

Die Katze

Ihr habt doch sicher auch schon beobachtet, wie geschmeidig und gelenkig Katzen sind, wie sich sich strecken, recken und springen können. Wie sie einen Buckel machen und fauchen, wenn sie einem Hund begegnen – denn den können sie meistens gar nicht leiden. Wenn ihr einen Buckel macht wie die Katze, wird euer Rücken auch ganz geschmeidig.

Bei dieser Übung können Kinder nach Herzenslust Katze spielen. Das »Buckeln« tut ihrem Rücken gut, kräftigt die Arme, lockert die Schultern und Halsmuskeln und verhilft zu einer tieferen Atmung. Der ganze Rumpf wird gedehnt und elastisch.

Fragen Sie die Kinder, wie sie ihren Rücken spüren, ob ihre Wirbelsäule überall gleich beweglich ist, wenn sie den Rücken wölben, und wie es sich anfühlt, wenn sie ins Hohlkreuz gehen. Es schult das Körperbewusstsein, wenn Kinder sich aufmerksam beobachten und beschreiben, wie ihre Muskeln oder Gelenke reagieren und wie die Übung wirkt.

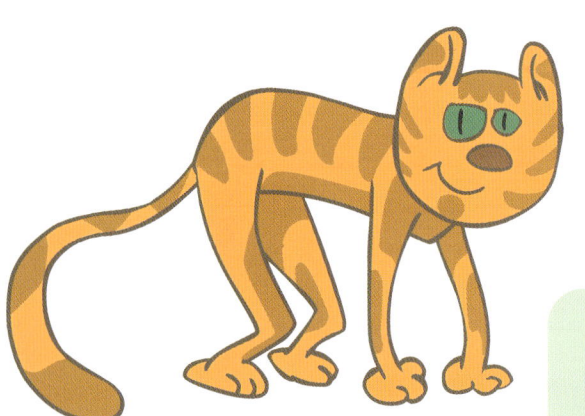

Der Nacken sollte bei dieser Übung immer schön lang bleiben. Die Arme stehen gerade unter den Schultern, sind nicht nach vorn oder Richtung Bauch gestreckt.

Tipp

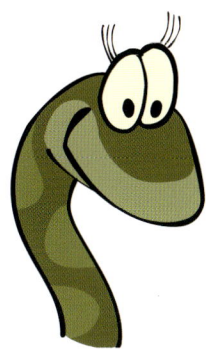

Der kleine Hund beschloss, dass er doch den Weg über die Brücke nehmen wollte, da man von dort einen guten Überblick über die Oase hatte. Freudig sprang er auf die Holzbrücke zu.

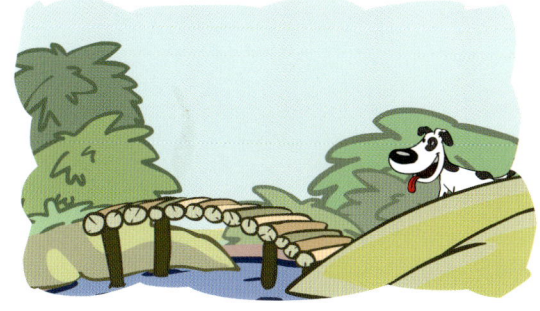

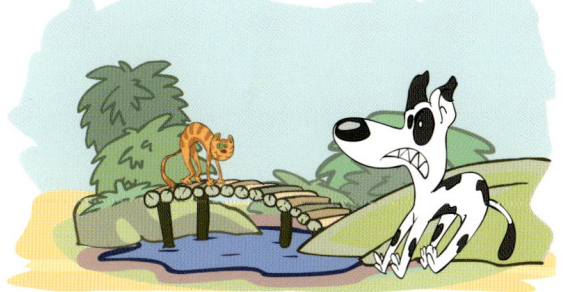

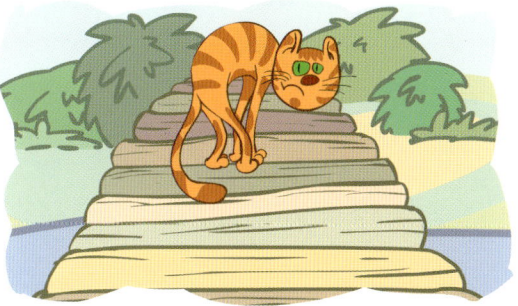

Doch auf einmal schien er zu erstarren. Grrrrrrrrr. Da oben auf der Brücke saß sie und starrte ihn an, sie, das einzige Tier, vor dem er wirklich große Angst hatte: die Katze.

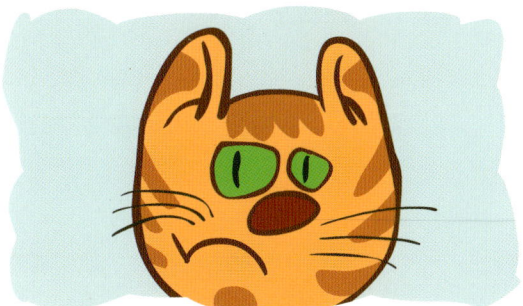

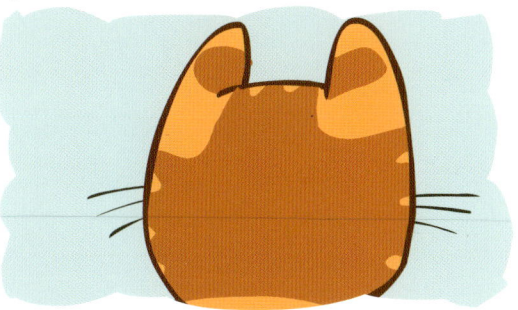

Sie sah den Hund und die kleine Kobra nur teilnahmslos an und drehte sich dann ge-langweilt weg. Die Brücke gehörte heute ihr und hier würde keiner durchkommen.

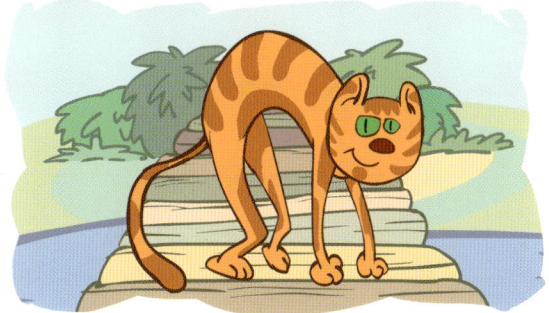

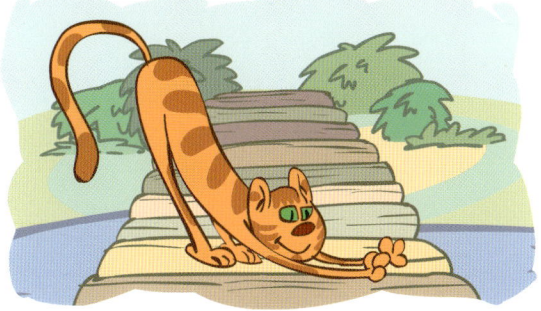

Sie machte in größter Ruhe einen gewaltigen, eindrucksvollen Buckel, streckte anschlie-ßend ihre Vorderpfoten nach vorn und ließ den Bauch hängen.

Die Katze

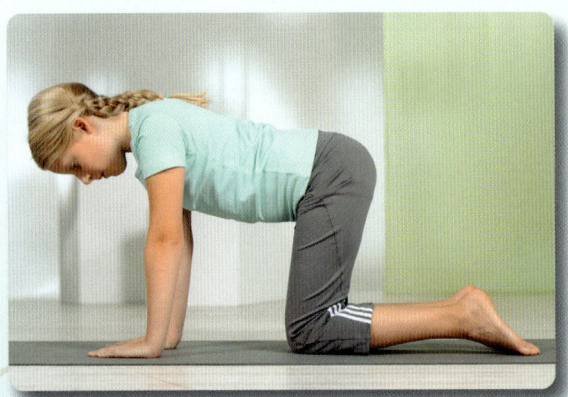

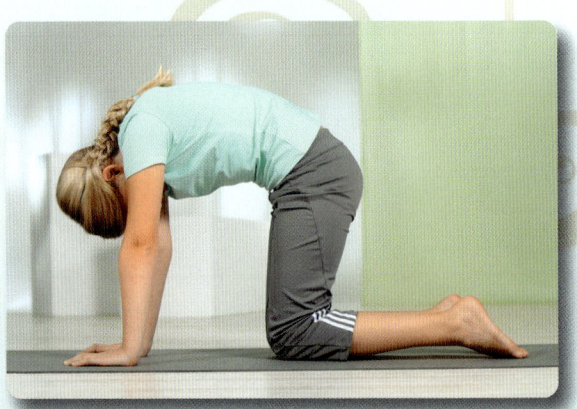

Du bist jetzt eine Katze, die einen Katzenbuckel macht. Geh in den Vierfüßlerstand, also auf Hände und Knie. Rücken, Hals und Kopf bilden eine gerade Linie.

Nun machst du deinen Rücken ganz rund. Mit dem Kopf gehst du nach unten, so dass du auf deinen Bauch schauen kannst.

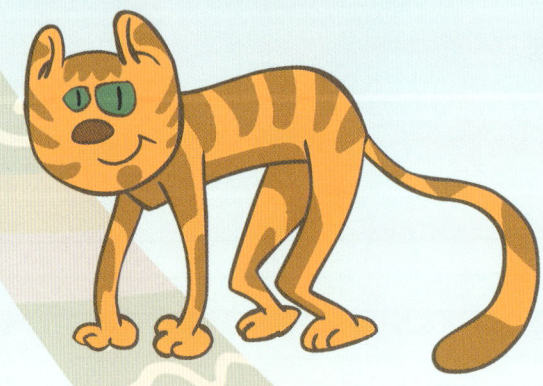

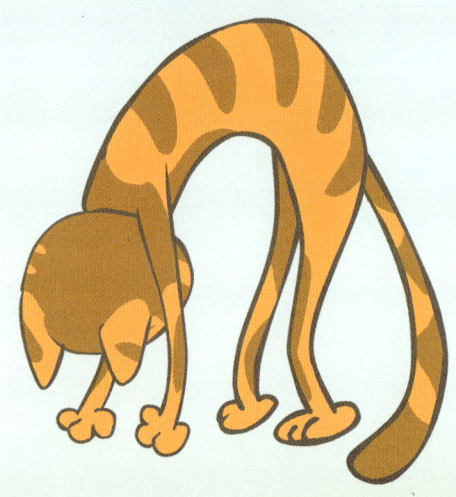

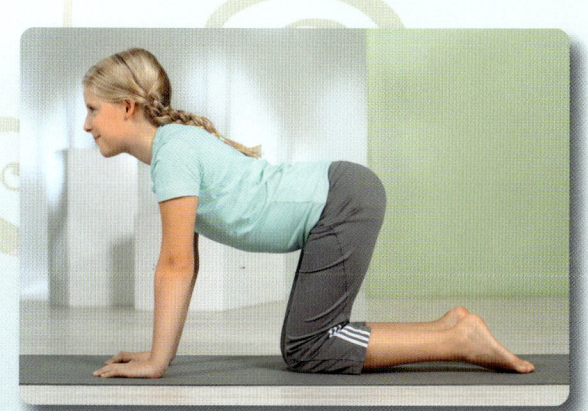

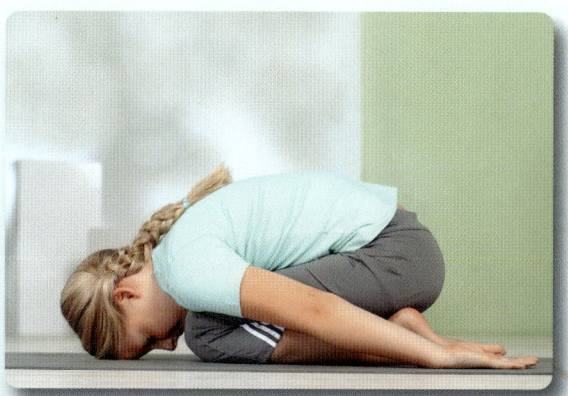

Dann streckst du dich wieder, dein Kopf geht weit nach oben, und den Rücken biegst du etwas durch ins Hohlkreuz. Diese beiden Bewegungen machst du ein paarmal nacheinander.

Dann kannst du dich entspannen, indem du dich mit dem Po auf deine Fersen setzt, die Stirn auf die Matte und die Arme nach hinten neben den Körper legst.

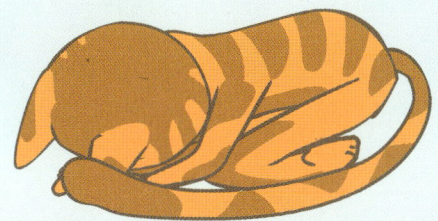

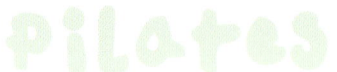

Pfotenlecken

Ja, Pfotenlecken, das können Katzen besonders gut. Mit ihrer rauen Zunge lecken sie allen Staub auf, der sich auf ihren Streifzügen durch die Natur in Fell und Pfoten angesammelt hat. Wenn ihr diese Übung macht, werdet ihr merken, dass sie ganz schön anstrengend ist, aber dafür bekommt ihr auch einen ganz beweglichen Rücken.

Ein Spaß für Kinder, wenn sie versuchen, das Pfotenlecken einer Katze nachzuahmen. Machen Sie mit und Sie werden merken, dass die Übung sehr einfach aussieht, aber Rücken-, Bauch- und Beinmuskeln richtig trainiert. Allein die gerade Sitzhaltung, mit der die Übung beginnt, erfordert schon ein bisschen Mühe. Und wenn sich der Oberkörper zu den Beinen hin streckt, zieht und dehnt es ordentlich im unteren Rücken und an den Rückseiten der Oberschenkel, was auch gewollt ist.

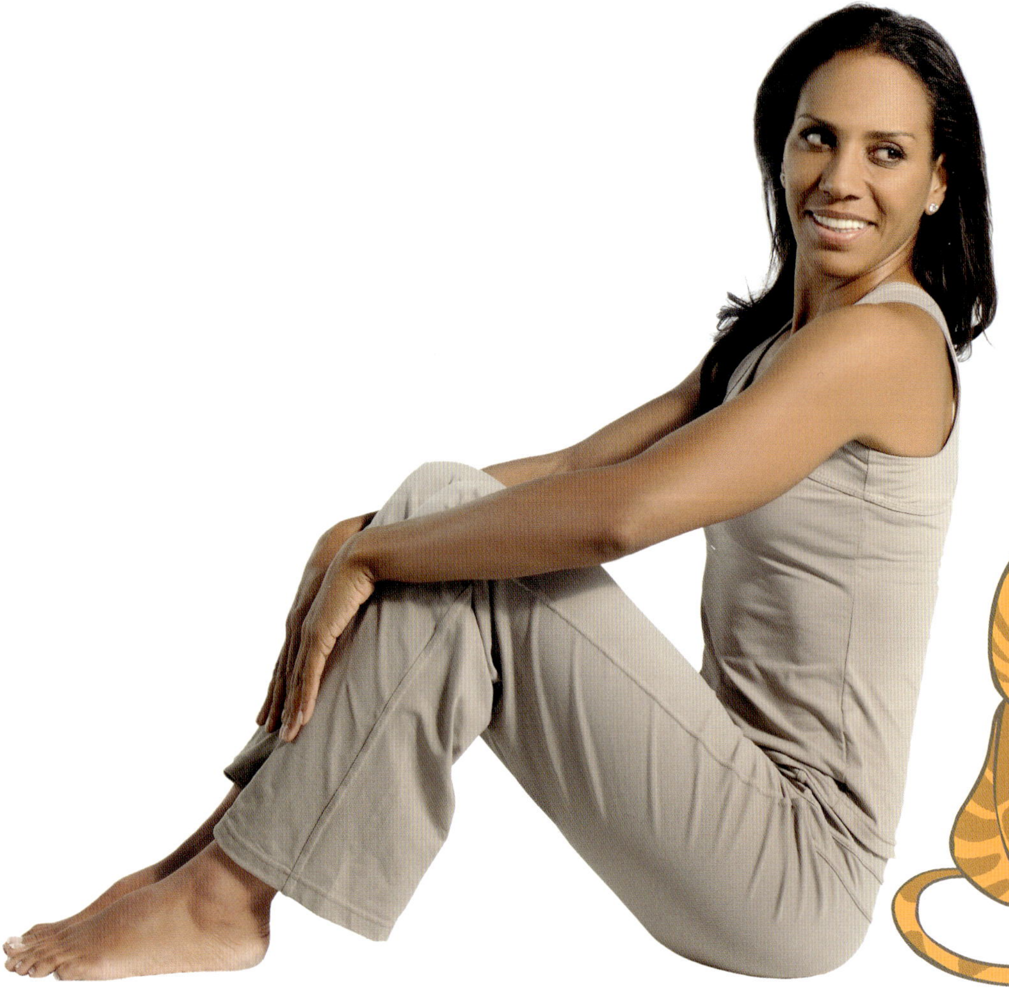

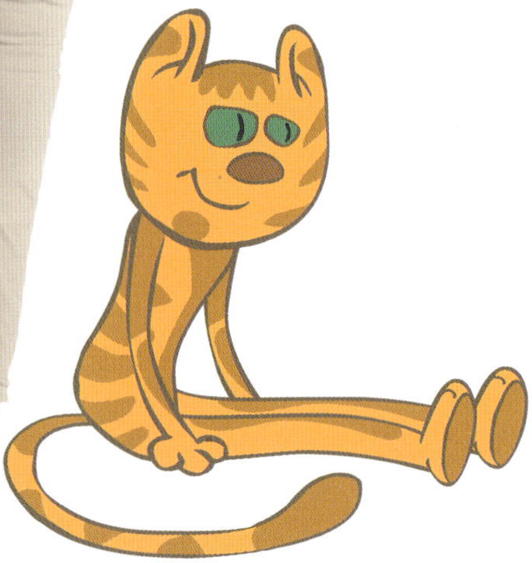

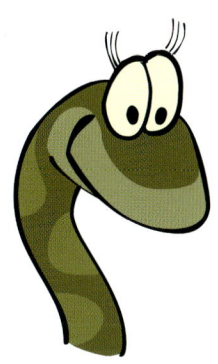

Und jetzt besaß die Katze
auch noch die Frechheit,
sich auf der Brücke halb
hinzulegen und seelenruhig
ihre Hinterpfoten abzulecken.

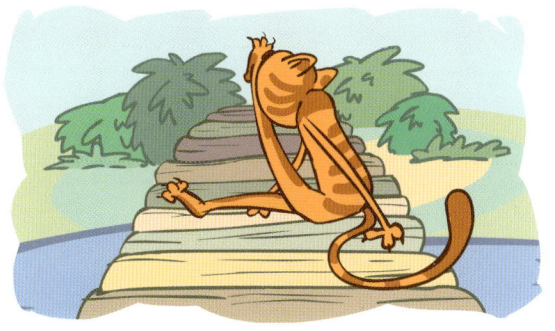

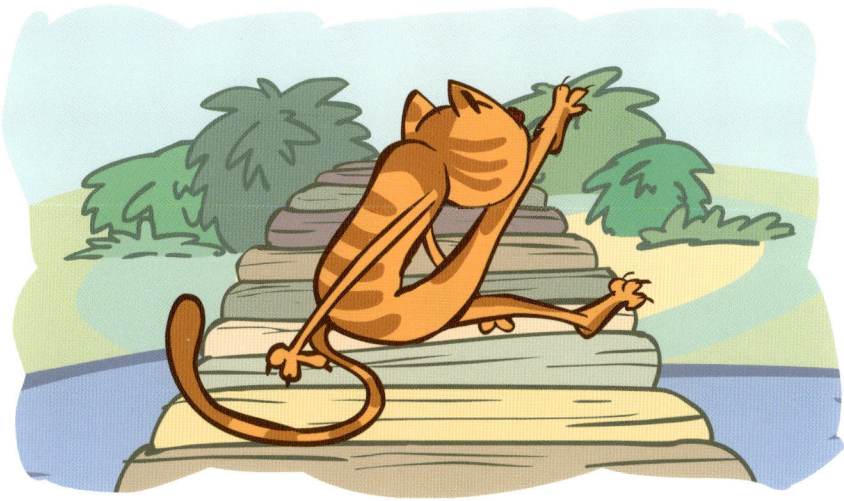

Habt ihr das schon einmal gesehen, wie eine Katze ihre Hinterpfoten säubert?
Unsere Katze hier putzte und schleckte sich sauber – von unten nach oben und von
oben nach unten.

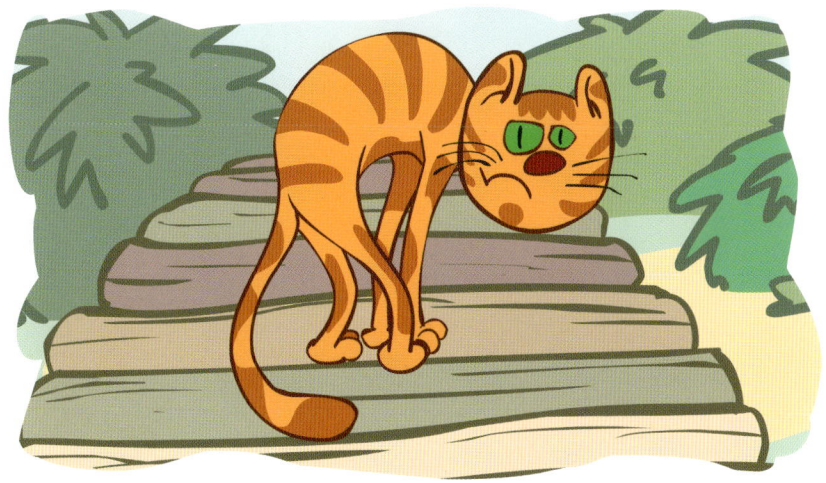

Dass der kleine Hund sich nicht über die Brücke getraute, störte sie dabei gar nicht.
Als sie fertig war, glänzte ihr Fell weich und warm im Sonnenlicht der kleinen Oase.

Pfotenlecken

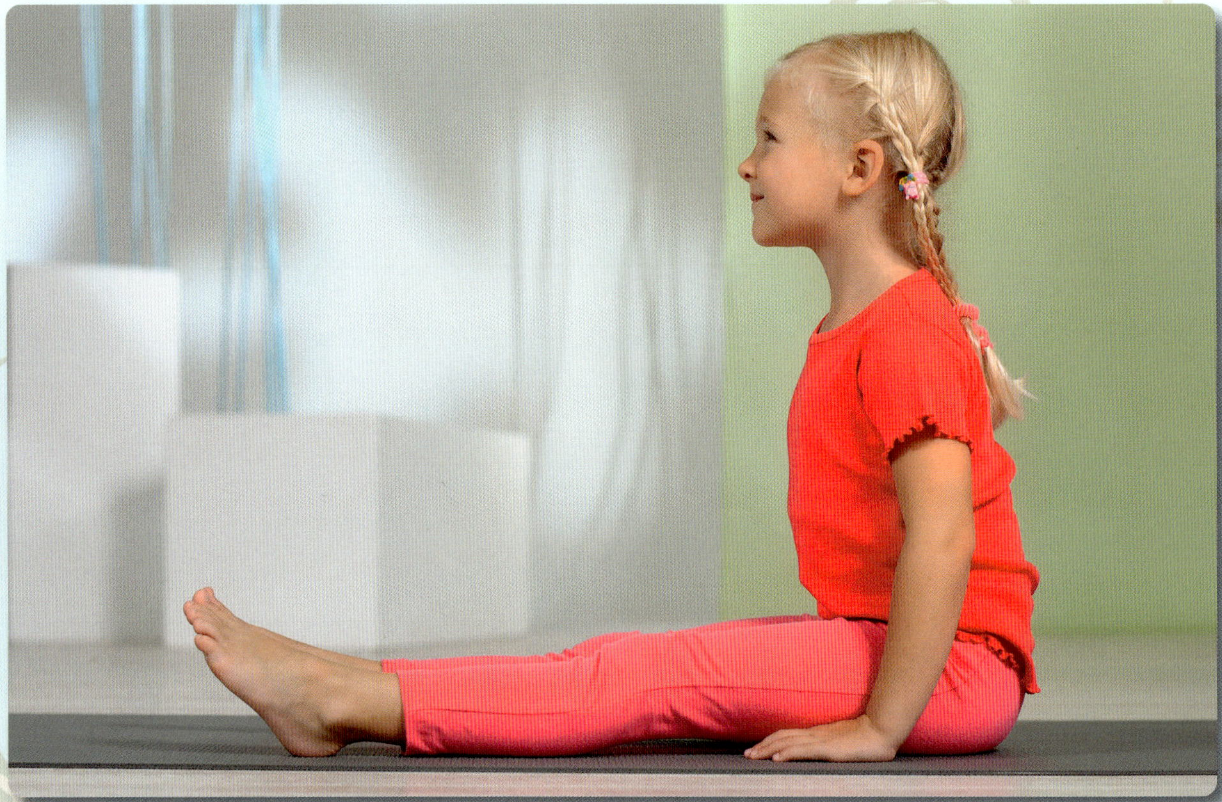

Du setzt dich aufrecht auf die Matte und streckst deine Beine ganz lang nach vorn.

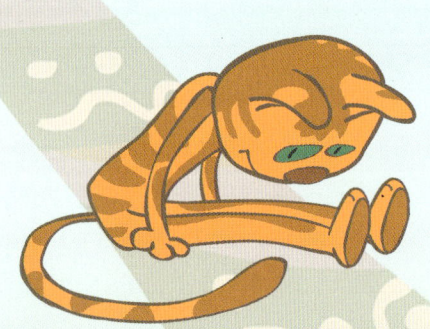
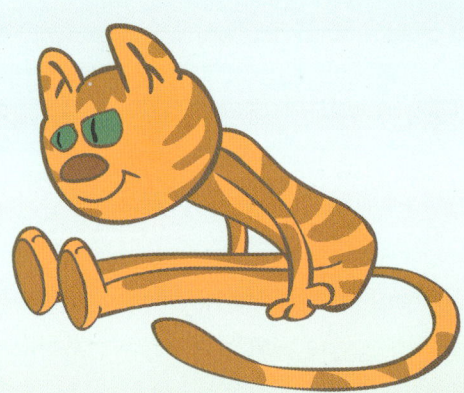

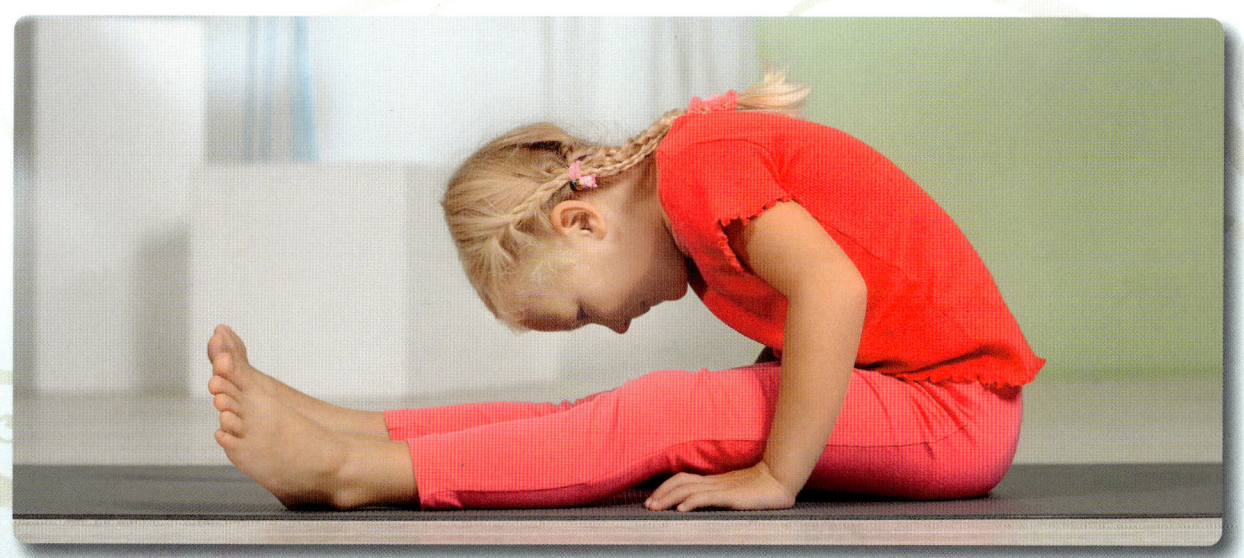

Stell dir vor, du bist eine Katze und willst deine Pfoten lecken. Dafür ziehst du den Bauch ein, beugst deinen Oberkörper weit nach vorn und versuchst, mit der Nase dein rechtes Knie zu berühren.

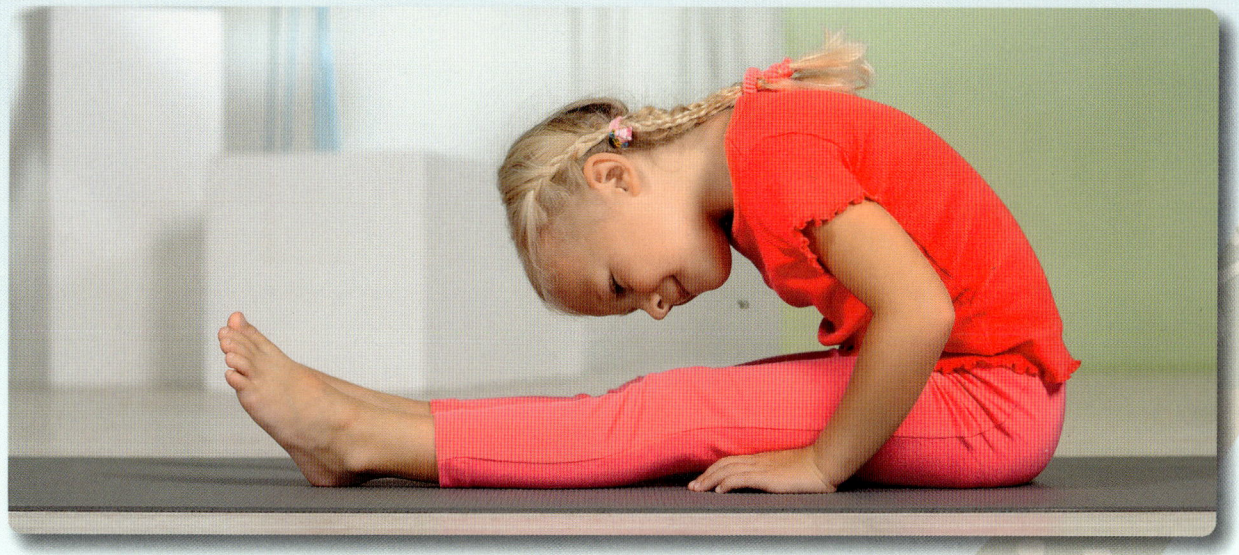

Dann gehst du mit dem Oberkörper etwas zurück und beugst dich nun vor zum linken Knie. Deine Beine lässt du lang ausgestreckt und die Hände bleiben neben den Knien, auch wenn du sie nicht mit der Nase erreichst. Mach diese Bewegungen ganz langsam und sorgfältig ein paarmal hintereinander. Wenn beide Pfoten sauber sind, richtest du dich wieder ganz gerade auf, legst dich zurück und ruhst dich aus.

Fersenklopfen

Ungeduldig ist der kleine Hund, denn er will die Katze verjagen, die ihm den Weg über die Brücke versperrt. So wie er mit dem Schwanz auf den Boden klopft, so könnt ihr mit euren Fersen aneinanderklopfen, dabei bekommt ihr kräftige Bauchmuskeln und starke Beine.

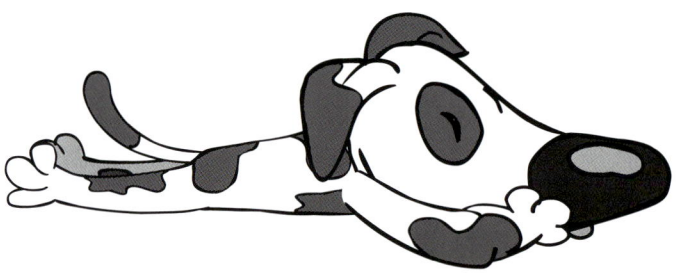

Auch diese Übung sieht viel einfacher aus, als sie in Wirklichkeit ist. Die Muskeln des unteren Rückens, der Beine und des Pos werden nämlich ordentlich beansprucht. Wichtig bei dieser Übung ist die Konzentration auf die Körpermitte. Um die zu erreichen, können die Kinder sich vorstellen, dass etwas unter ihrem Bauch liegt, beispielsweise Eiswürfel. Dann verstehen sie bestimmt besser, dass sie den Bauchnabel nach innen ziehen sollen, damit er nicht kalt wird.

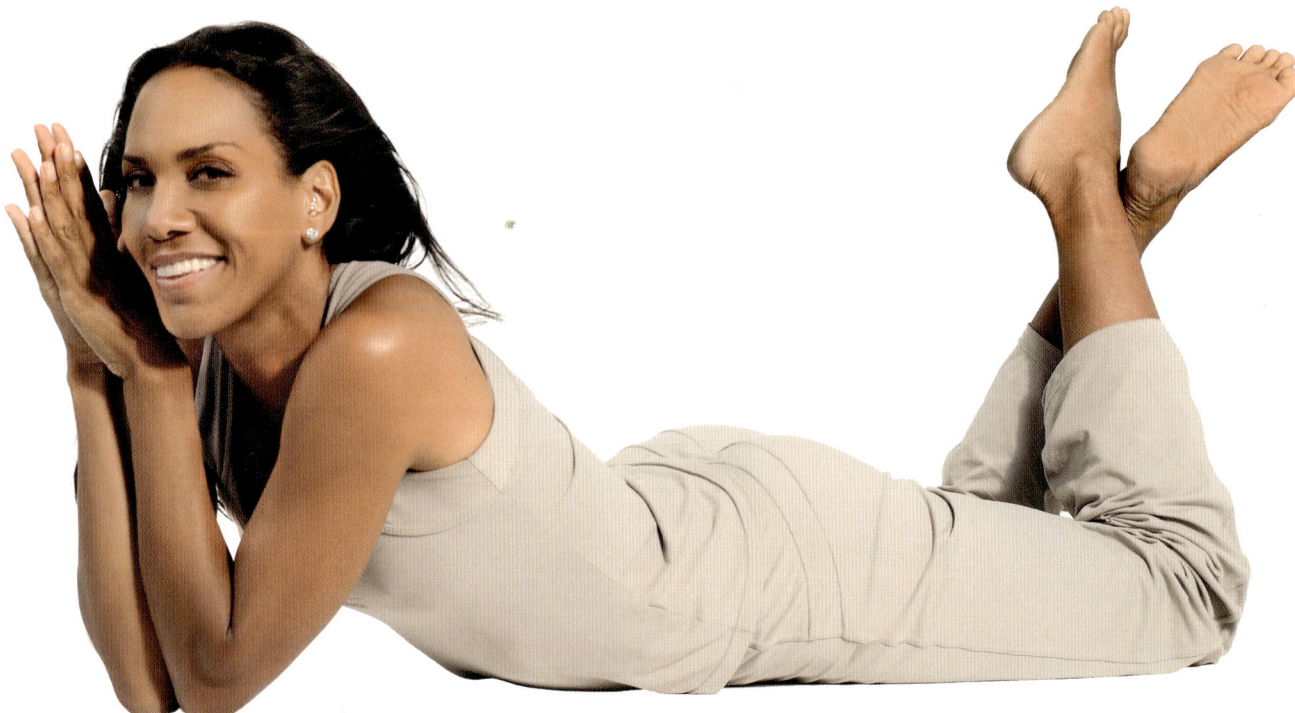

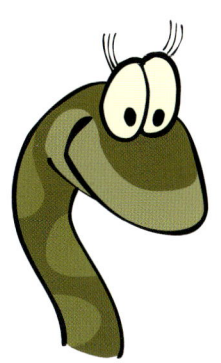

Unser kleiner Freund, der Hund, setzte sich vor die Brücke, beobachtete die Katze und klopfte dabei ungeduldig mit dem Schwanz auf den Boden, dass es nur so knallte.

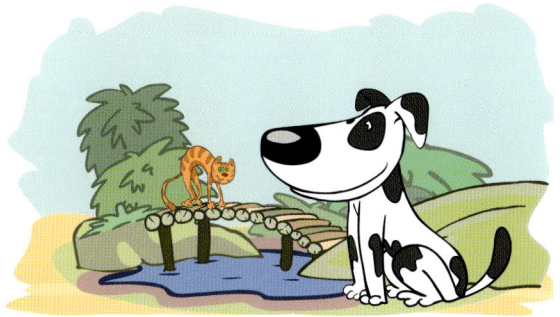

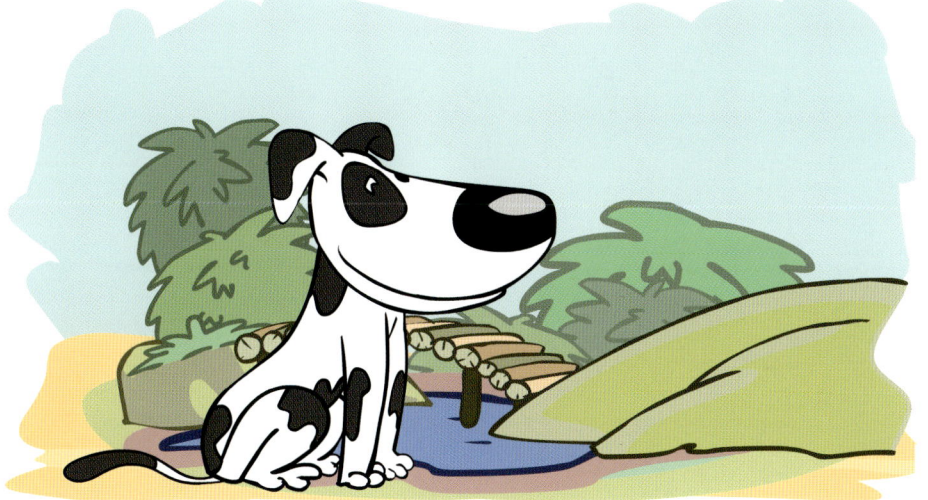

Wann würde er sich nun endlich getrauen, dieses eingebildete Tier zu verjagen? Am helllichten Tage konnte er nicht mal über die Brücke gehen, nur weil dort die Katze saß!

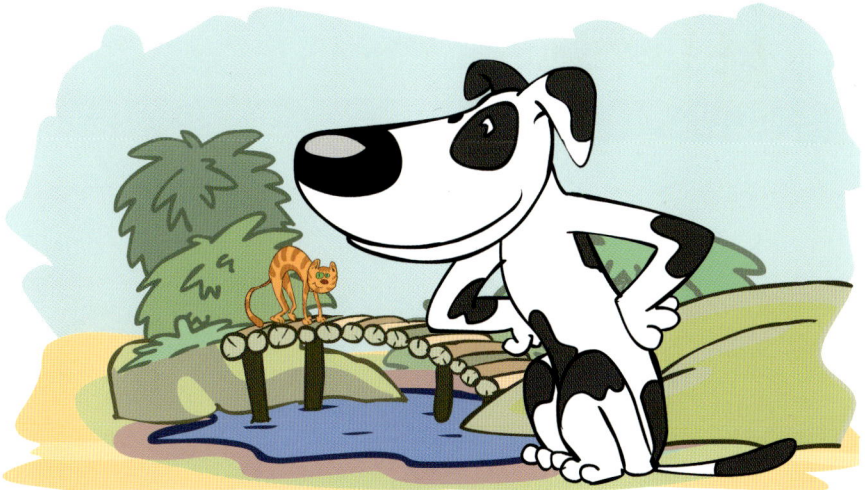

Er nahm sich fest vor, in Zukunft keine Angst mehr vor ihr zu haben. Mit seiner neuen Freundin, der kleinen Schlange, fühlte er sich auch viel sicherer.

Fersenklopfen

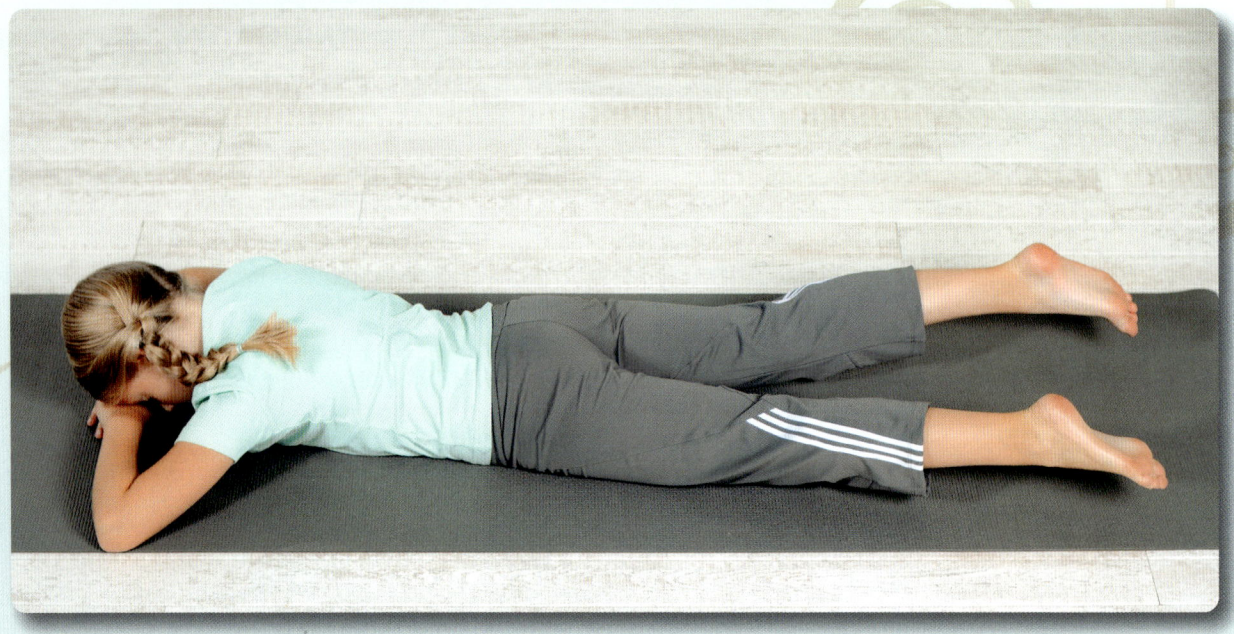

Du legst dich auf den Bauch und die Stirn auf deine Handrücken. Streck die Beine lang aus und hebe sie vom Boden ab. Stell dir vor, unter deinem Bauch würden sich Eiswürfel befinden: Deshalb ziehst du den Bauch nach innen, damit er nicht kalt wird.

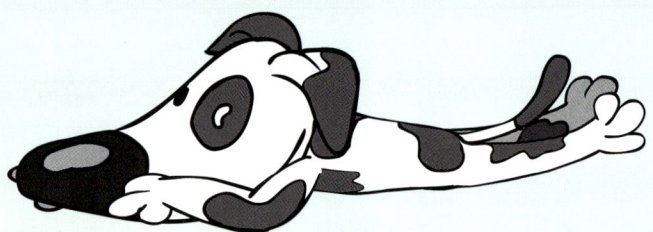

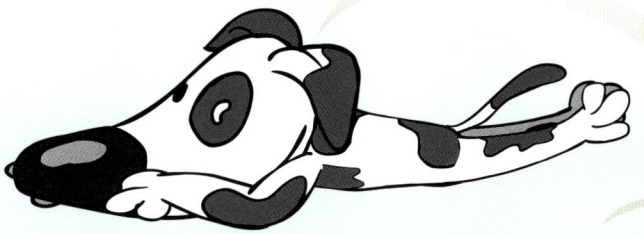

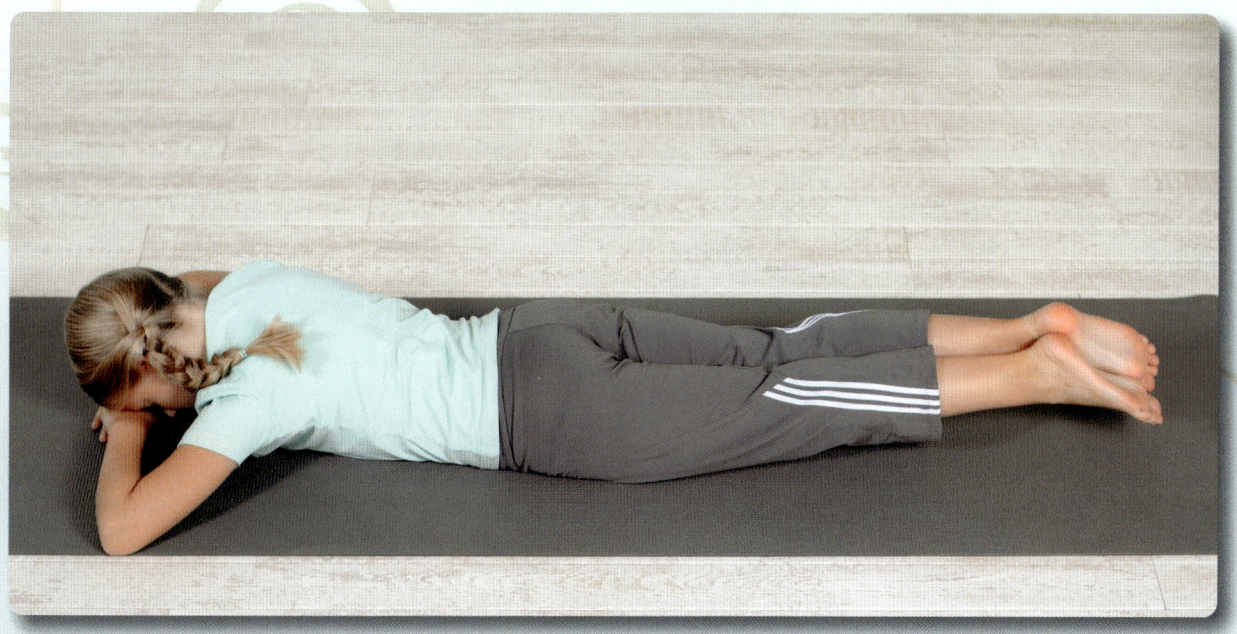

Nun beginnst du, die Fersen aneinanderzuklopfen. Denk daran, den Bauch fest einzuziehen, dann geht das etwas leichter. Nach und nach kannst du etwas stärker klopfen. Aber Vorsicht: Achte darauf, nicht mit dem Po zu wackeln. Der ganze Körper und auch der Kopf bleiben ruhig liegen. Nach dem letzten Klopfer legst du beide Füße wieder ab und ruhst dich aus.

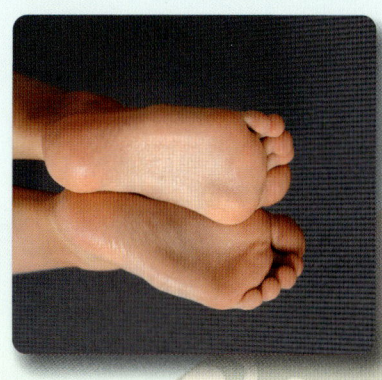

So liegen die Füße nebeneinander, damit du mit den Fersen ordentlich klopfen kannst.

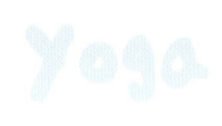

Das Flugzeug

Wünscht ihr euch auch so oft, fliegen zu können? Die Arme ausbreiten und einfach abheben in den blauen Himmel? Leider ist das nicht möglich. Aber wenigstens eine Fliegerhaltung einnehmen, das könnt ihr. Eure Arme sind die Tragflügel, aber ihr müsst euch ein bisschen konzentrieren, damit die Übung gut gelingt.

Diese Übung ist wirklich schwer, wahrscheinlich ist sie eine der schwierigsten im ganzen Buch. Sie gelingt auch nur, wenn sich die Kinder voll darauf konzentrieren; sobald gelacht oder gealbert wird, ist es mit der Standfestigkeit vorbei.

Das Resultat, nach einigem Üben, kann sich aber sehen lassen: eine gute Körperspannung und ein verbesserter Gleichgewichtssinn. Kinder, die diese Übung schaffen, haben ein großes Lob verdient.

> Weil diese Übung wirklich schwer ist, sollten Sie bei den ersten Versuchen Hilfestellung geben und das Kind an einer Hand stützen, bis es genügend Sicherheit gewonnen hat und das Flugzeug ganz allein auf die Reise gehen kann.
>
> **TiPP**

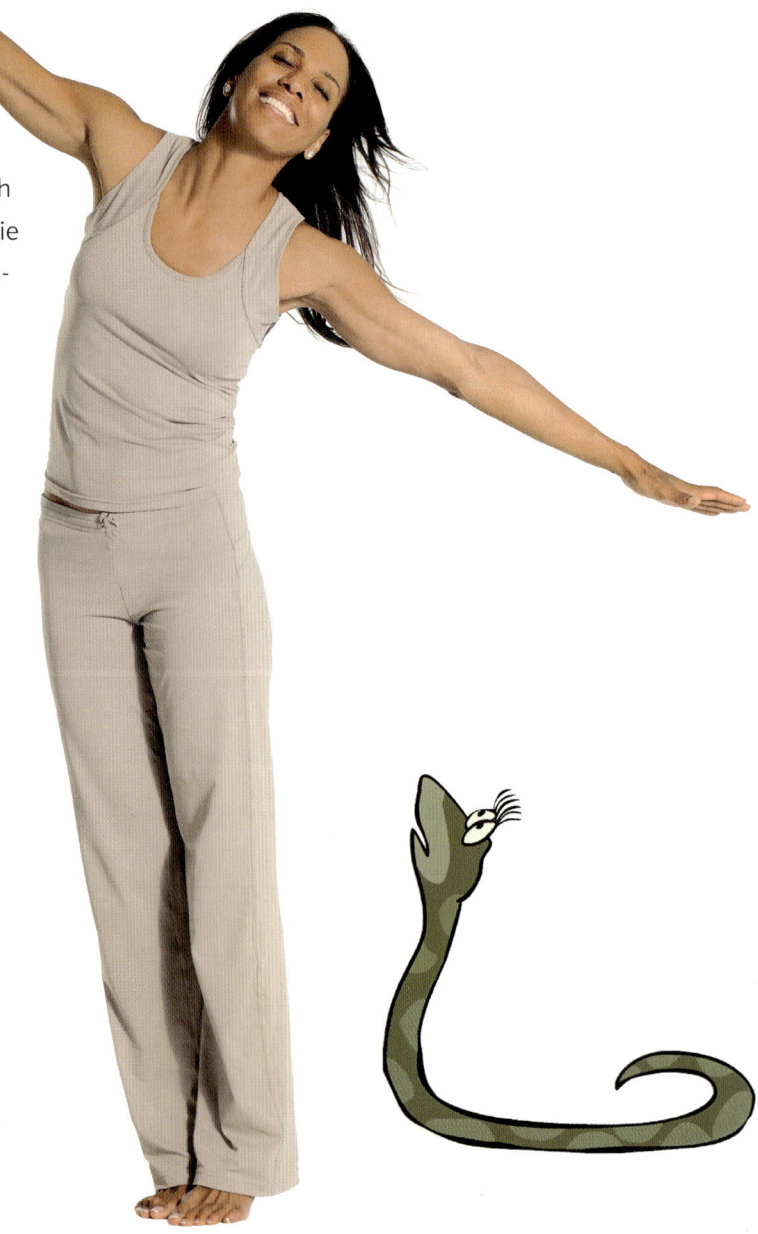

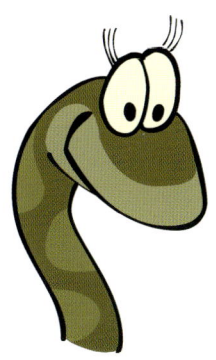

Ein lautes Donnern über ihnen lenkte die kleine Kobra und den Hund plötzlich ab. Sofort hatten sie die Katze vergessen und richteten ihre Blicke zum Himmel.

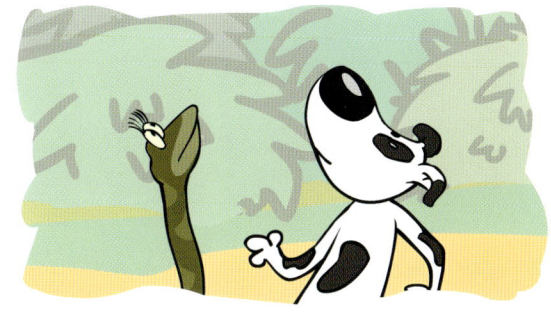

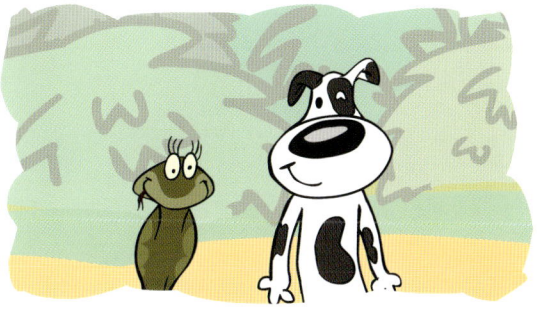

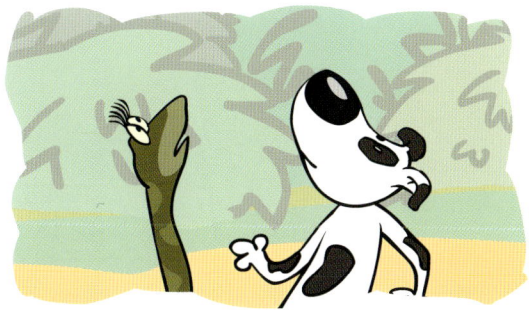

Die kleine Schlange konnte es kaum glauben. Da! Das war es! Das glitzernde Himmelsding, dem sie aus der Wüste bis hierher in die Oase gefolgt war.

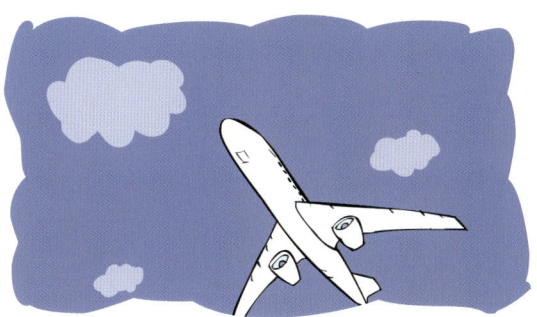

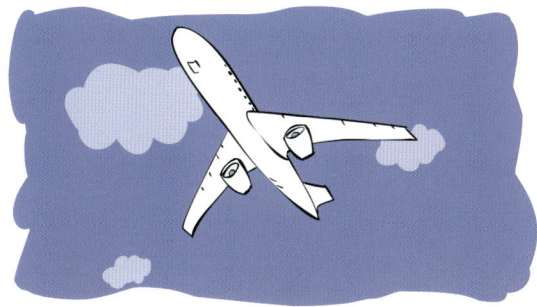

Nur war es jetzt nicht mehr klitzeklein, wie sie es sonst kannte. Nein, sie sah einen silberglänzenden, großen Vogel, der mit einem tosenden Geräusch über sie hinweg flog.

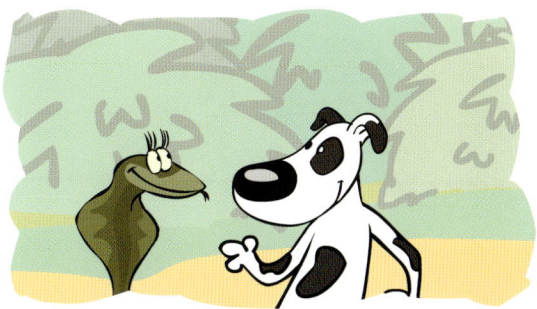

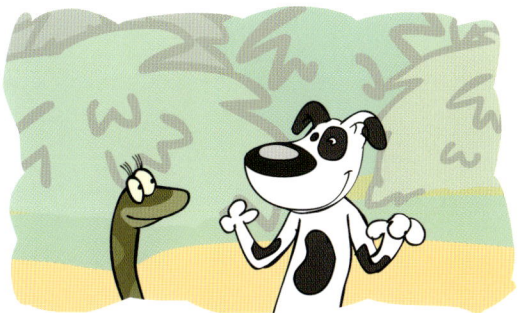

Ihr wisst bestimmt, was das für ein Vogel war? Richtig: ein Flugzeug.

Das Flugzeug

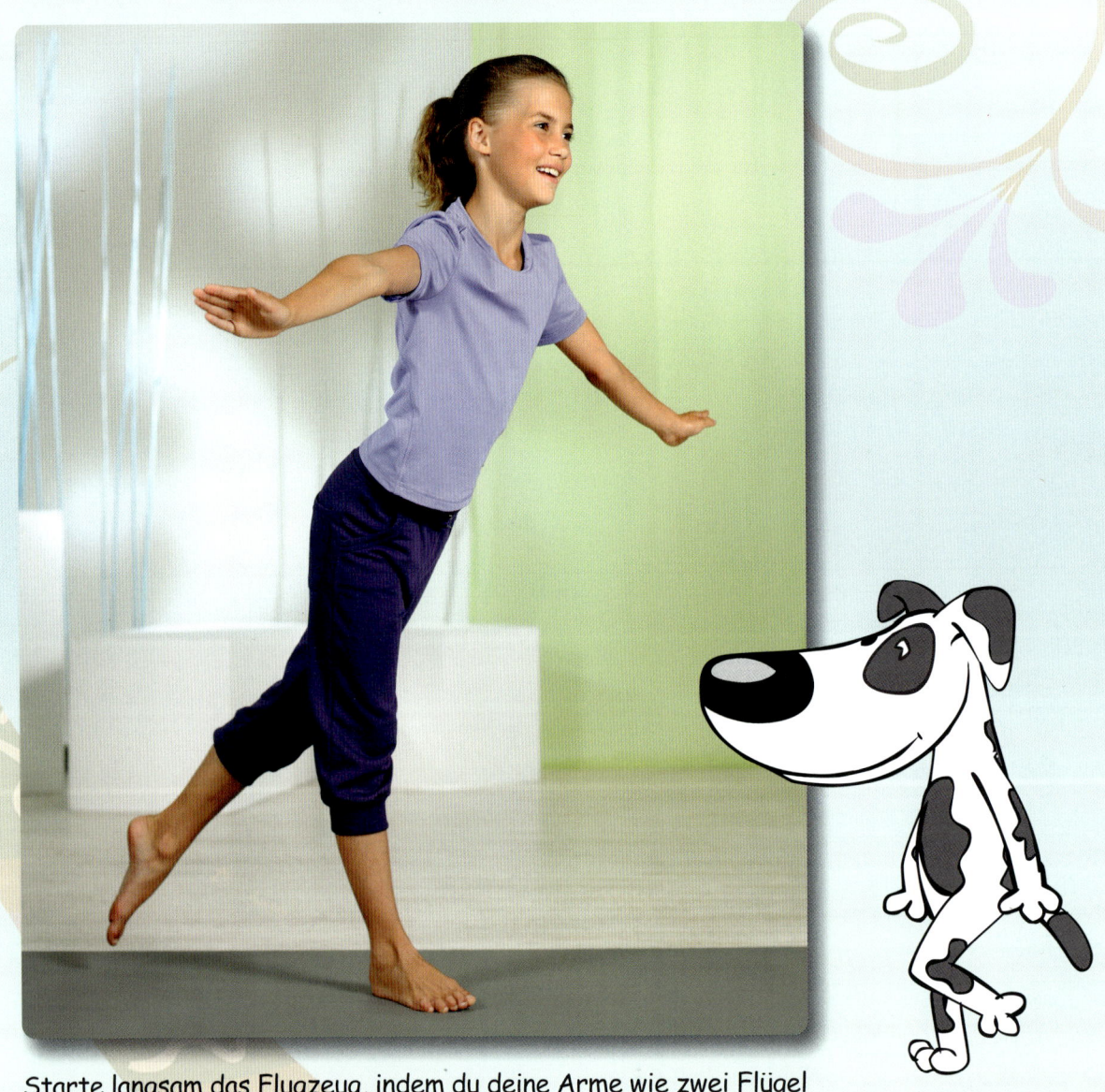

Starte langsam das Flugzeug, indem du deine Arme wie zwei Flügel zur Seite und dein linkes Bein nach hinten ausstreckst. Dein Oberkörper kommt dabei etwas nach vorn. Fixiere mit den Augen einen festen Punkt, dann kannst du das Gleichgewicht besser halten.

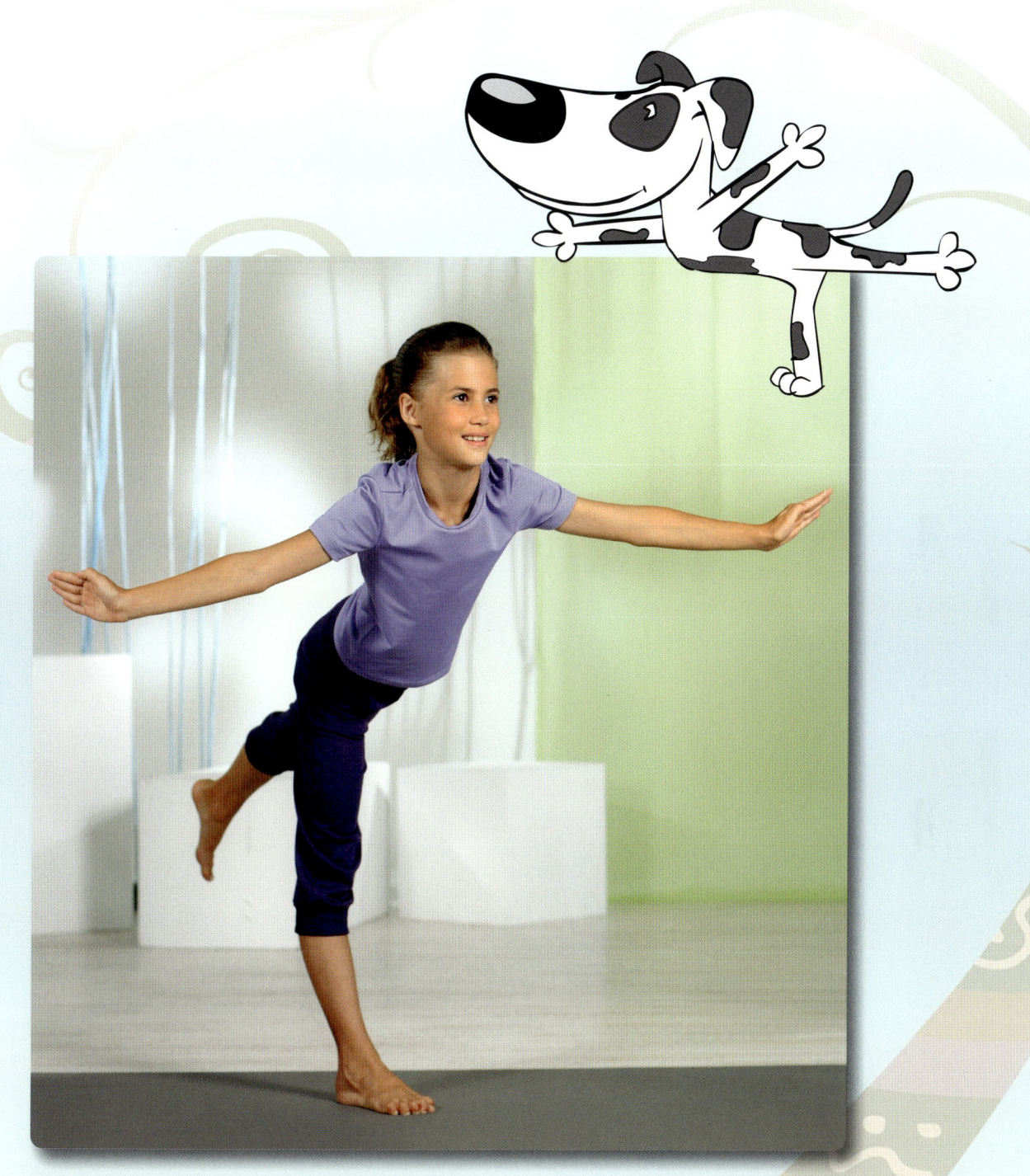

Mach dich ganz lang und spüre die Kraft des Flugzeuges. Dann überlegst du dir, welches Land du gerne anfliegen möchtest. Suche dir eine Landebahn und bringe das Flugzeug langsam wieder nach unten: Senke das hintere Bein und richte deinen Oberkörper auf. Nun startest du neu mit dem anderen Bein.

Der Ball

Rollen wie ein Ball werdet ihr bei dieser Übung – und
das tut eurem Rücken richtig gut. Das Herumrollen
wirkt wunderbar entspannend und massiert die Wirbelsäule. Wenn ihr morgens mal gar nicht wach werdet,
dann rollt ein paarmal hin und her – das geht auch auf
einem Teppich oder einer Decke – und ihr seid ganz
frisch und munter.

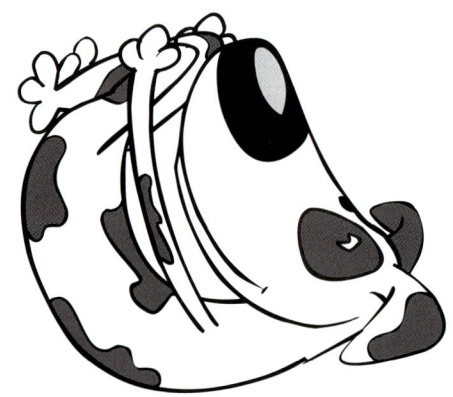

Diese Übung werden alle Kinder ganz besonders gern ausführen und viel Vergnügen am Herumrollen haben.
Wenn Sie noch mitmachen, umso besser. Es handelt sich wieder um eine dieser sanften Pilates-Übungen, die dem ganzen Körper guttun, ohne ihn zu überfordern. Das Ziel dieser Übung ist es,
durch die Rundung des Rückens und das langsame Abrollen die Wirbelsäule zu
mobilisieren. Außerdem kräftigt sie die Bauchmuskulatur, wenn die Rollbewe-
gung mit Hilfe der Bauchmuskeln kontrolliert wird: Den Nabel dafür fest nach
innen ziehen. Beim Einatmen zurückrollen, beim Ausatmen vorrollen.

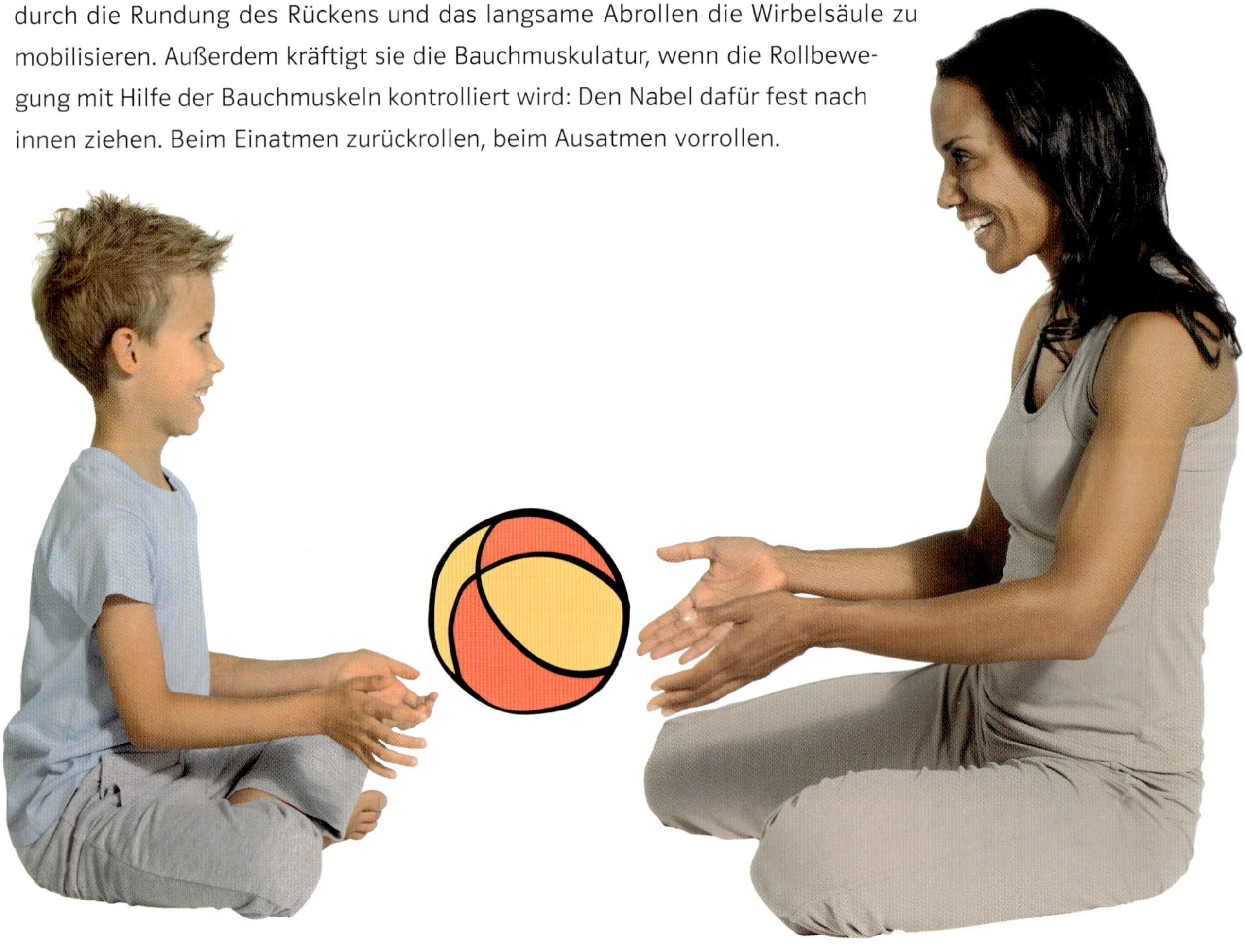

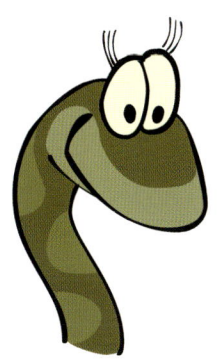

Das Auftauchen des Flugzeugs konnte den kleinen Hund von seiner Angst vor der Katze ablenken. »Ach, was soll's«, dachte er, und schaute die Kobra aufmunternd an.

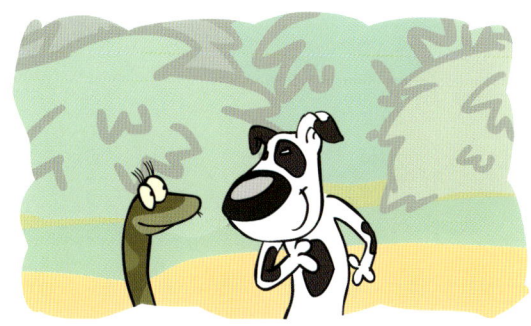

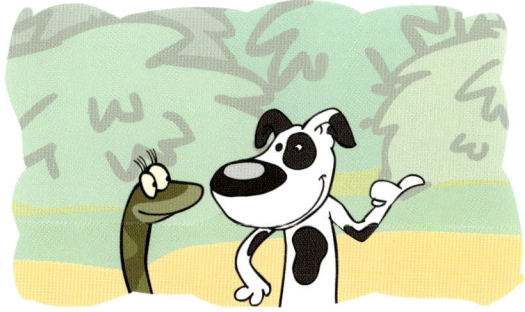

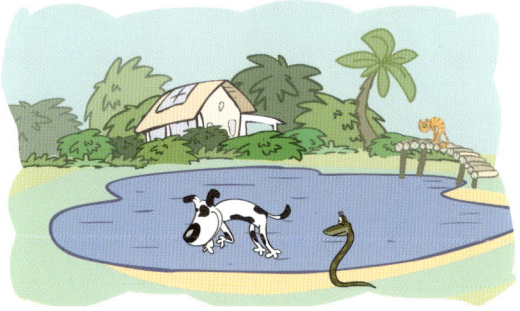

»Dann nehmen wir einfach den Weg um den Teich herum.« Er wollte seiner Freundin unbedingt das schöne weiße Haus zeigen, in dem er wohnte.

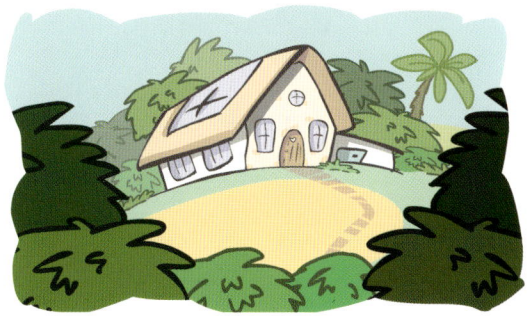

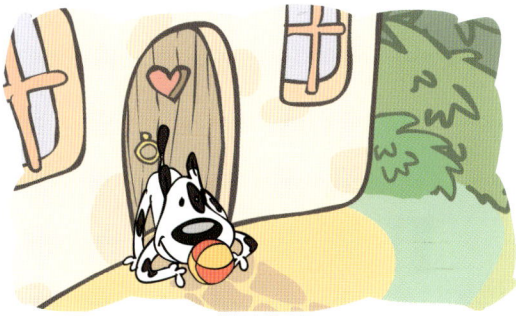

Und schon sauste er zum Haus, denn vor der Eingangstür hatte er seinen geliebten Spielball entdeckt. Er schnappte sich den Ball und rollte ihn auf die kleine Schlange zu.

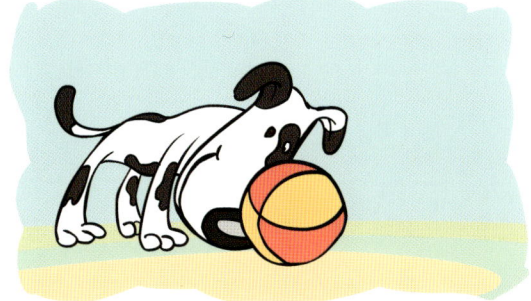

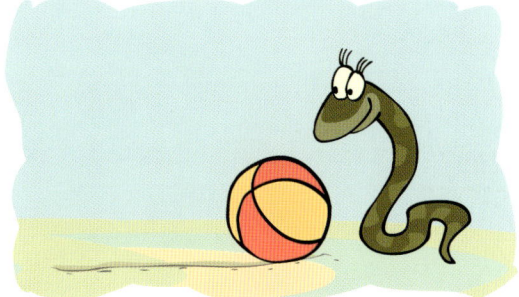

Die Kobra schaute erstaunt zu, wie der Ball vor ihr hin und her kullerte. Was sollte sie nur mit diesem Ding?

Der Ball

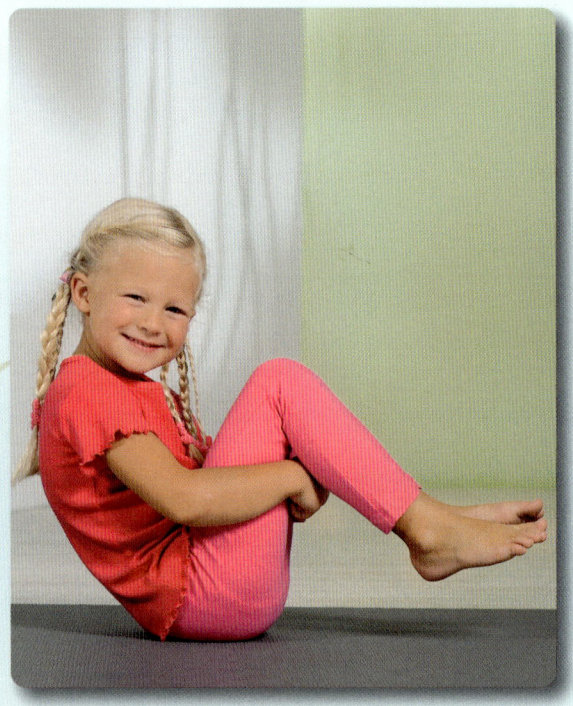

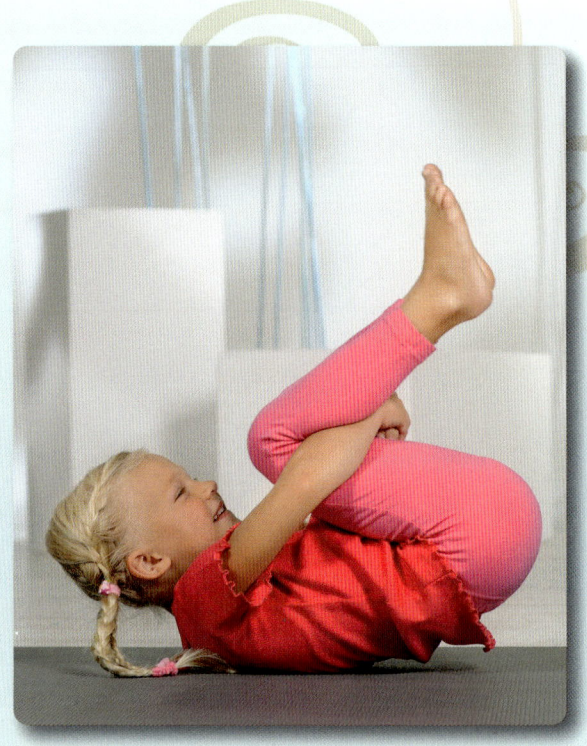

Setz dich auf die Matte und umarme deine Oberschenkel unterhalb der Knie. Jetzt balancierst du dich aus, indem du die Füße vom Boden wegnimmst.

Dann machst du einen runden Rücken und rollst dich wie ein Ball nach hinten ab.

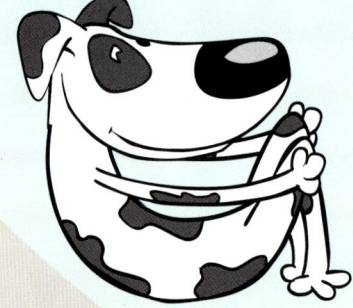

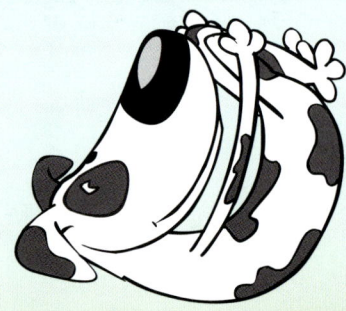

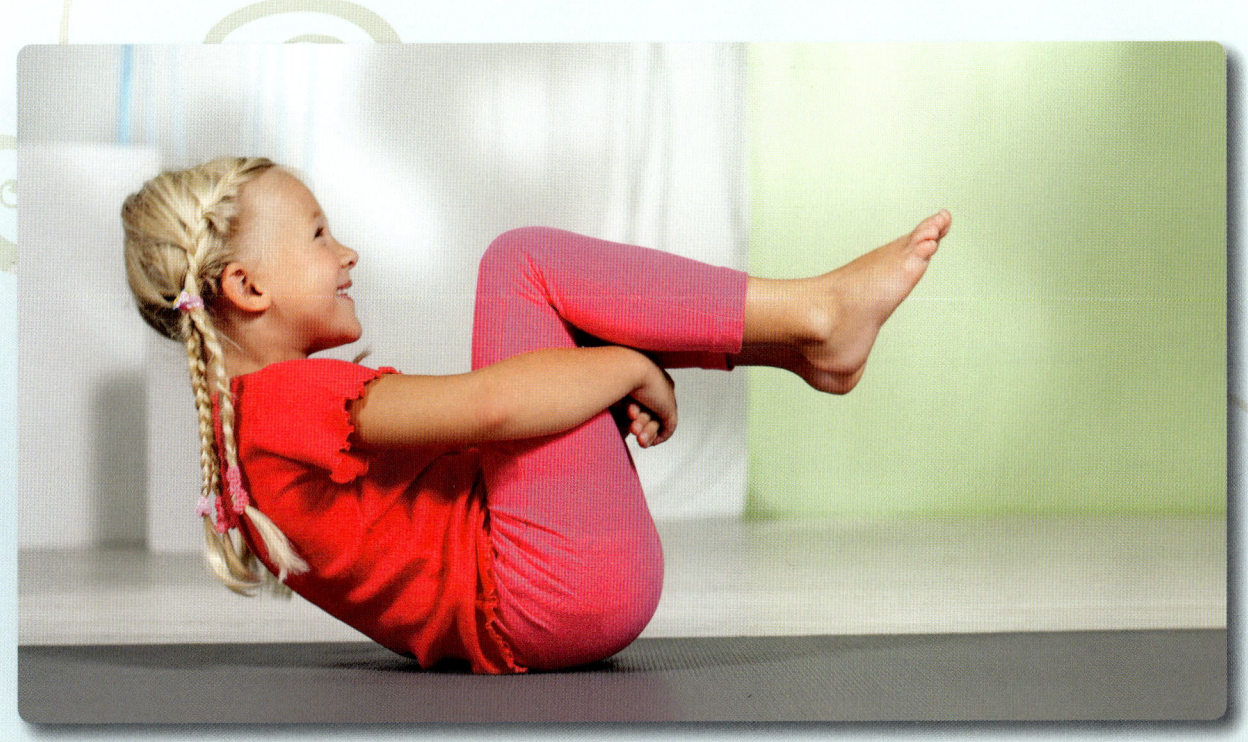

Nun gibst du dir mit dem Oberkörper einen Schubs und kommst gleich wieder nach oben. So kannst du wirklich wie ein Ball immer wieder auf- und abrollen. Dein Kopf soll den Boden dabei nicht berühren. Wenn du nach hinten rollst, drückst du dein Kinn etwas nach unten, wenn du nach vorn rollst, streckst du den Hals. Mach dich so rund, dass du ganz gleichmäßig rollen kannst. Nach dem letzten Rollen kannst du dich mit den Füßen auf dem Boden ausruhen.

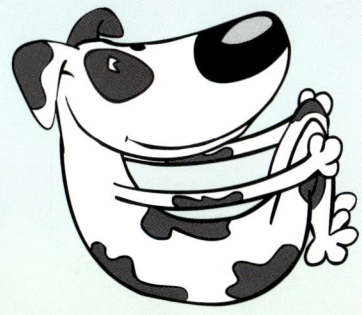

Das Buch

Hier könnt ihr mal selbst ein Buch sein und mit euren Armen und Beinen die Seiten auf- und zuklappen. Ihr werdet kaum glauben, wie gut diese Übung eurem Rücken tut. Denn die Muskeln rund um die Wirbelsäule werden ordentlich massiert.

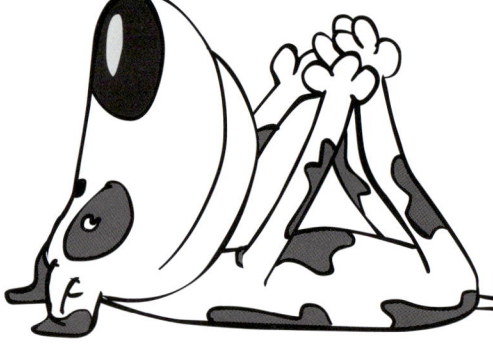

Auch beim »Buch« handelt es sich um eine Pilates-Übung, die den Bauch und den Rücken kräftigt – vor allem die Muskulatur im Bereich der Lendenwirbelsäule. Da die Beine und Arme gleichzeitig bewegt werden müssen, fördert das »Buch« außerdem die Koordinations- und Konzentrationfähigkeit. Davon profitieren Kinder und Erwachsene gleichermaßen – probieren Sie es doch gleich mal aus!

Übrigens: Möchten Sie vor allem den Rücken Ihres Kindes stärken, dann helfen die Übungen »Ball«, »Buch« und »Schaukelstuhl« besonders gut.

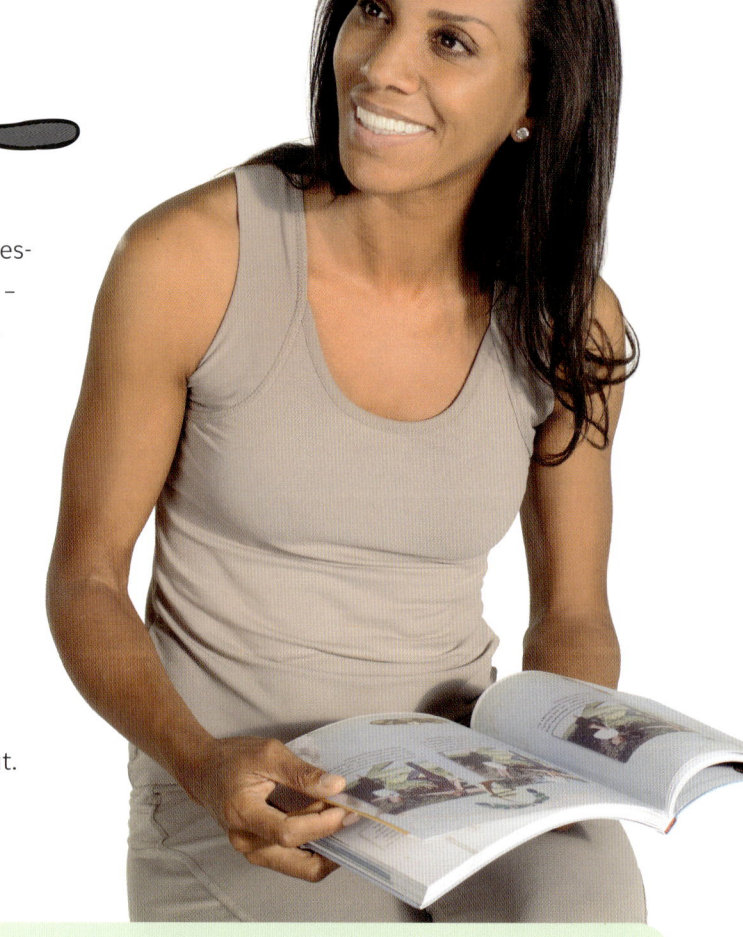

Denken Sie daran, dass eine Übungsstunde für Kinder nicht zu lang sein sollte. Zwanzig bis dreißig Minuten sind vollkommen genug. Hat Ihr Kind mal keine Lust, lassen Sie es lieber gut sein, damit es nicht ganz den Spaß verliert.

Tipp

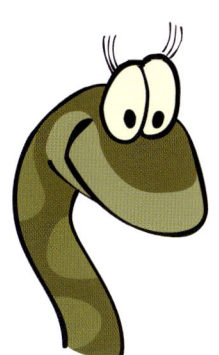

Viel interessanter fand die kleine Kobra die im Wind hin und her flatternden Seiten eines Buches, das aufgeschlagen vor dem Haus lag.

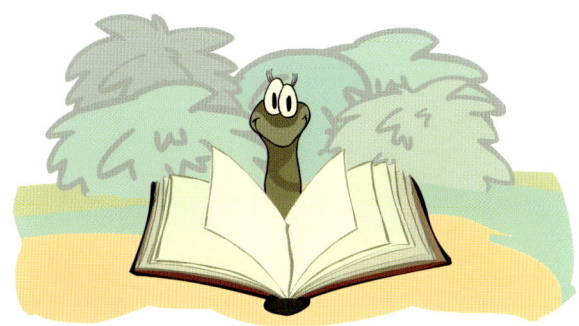

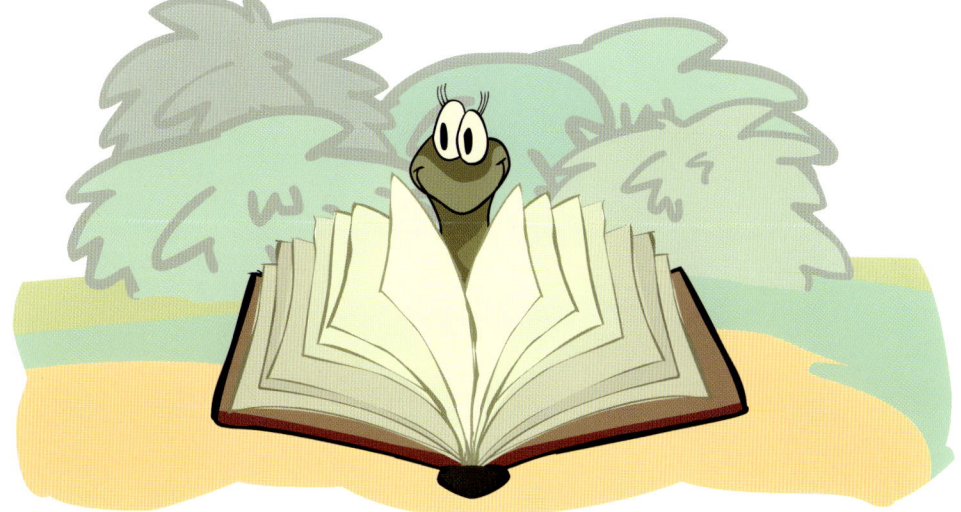

Weil die kleine Kobra bisher nur in der Wüste gelebt hatte, kannte sie überhaupt noch keine Bücher. Deshalb schaute und schaute sie und konnte gar nicht mehr wegsehen.

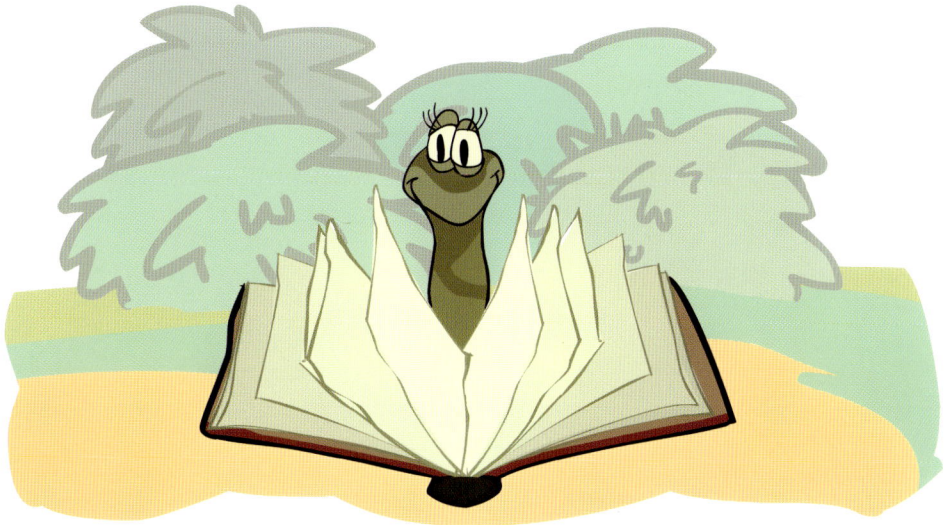

Die sich bewegenden Seiten wirkten so hypnotisierend auf die kleine Schlange, dass sie ihren vierbeinigen Freund ganz vergaß.

Das Buch

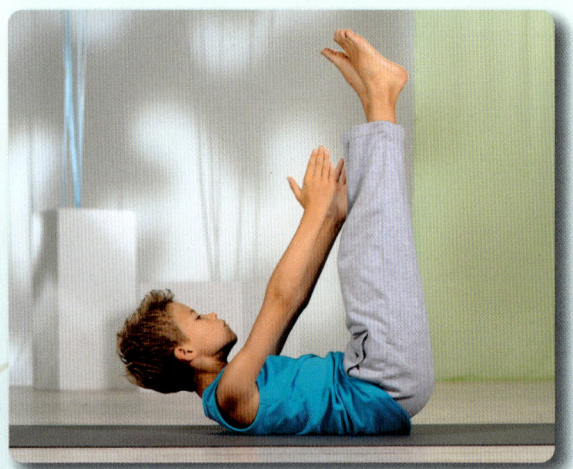

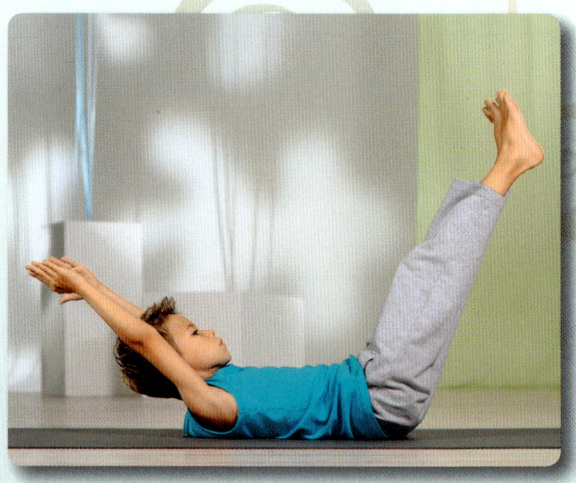

Du legst dich auf den Boden und streckst nacheinander die Beine nach oben. Dann kommen auch noch der Kopf, die Schultern und die Arme hoch. Stell dir vor, du bist ein geschlossenes Buch und dein Rücken liegt fest auf der Matte.

Du klappst das Buch nun auf, indem du die Arme und Beine etwas vom Körper wegziehst. Achte aber darauf, dass der Buchrücken fest auf dem Boden bleibt.

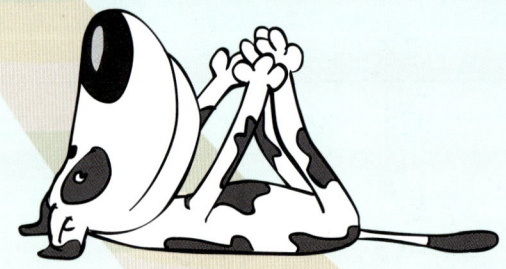

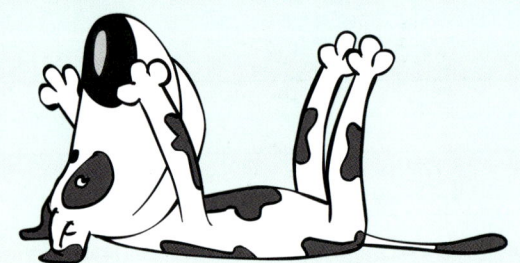

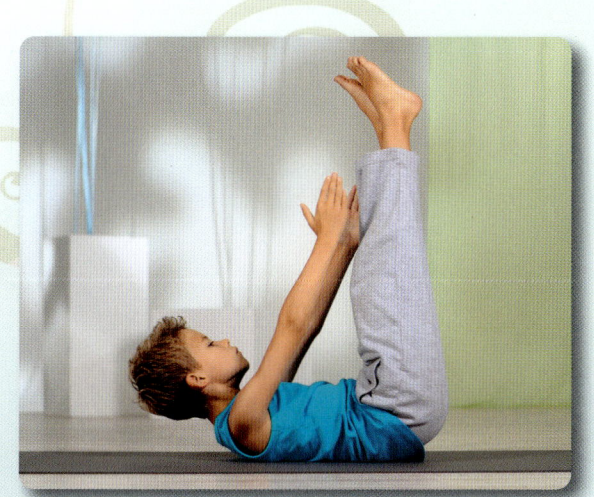

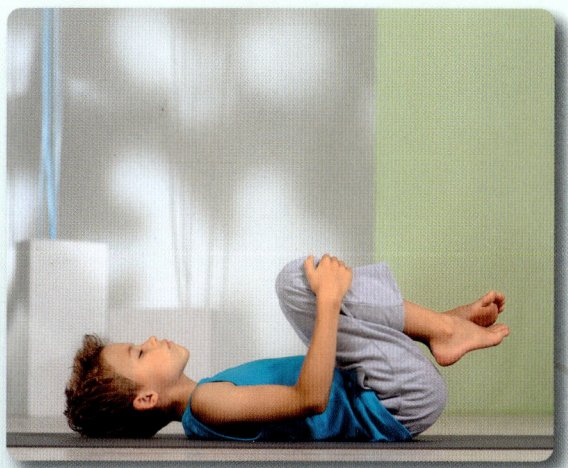

Du schließt und öffnest das Buch langsam immer wieder mit beiden Armen und Beinen, dabei bleiben Kopf und Rücken ganz ruhig. Denke daran, gleichmäßig aus- und einzuatmen und die Bewegungen langsam auszuführen.

Nach dem letzten Schließen winkelst du die Beine an, umfasst mit den Händen die Knie, ziehst sie zur Brust, legst den Kopf wieder auf die Matte und ruhst dich aus.

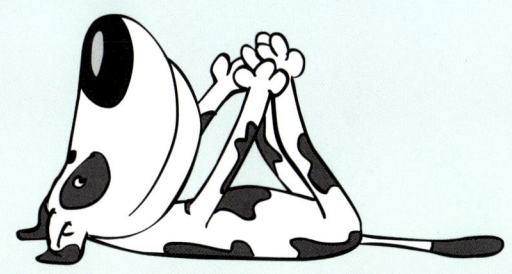

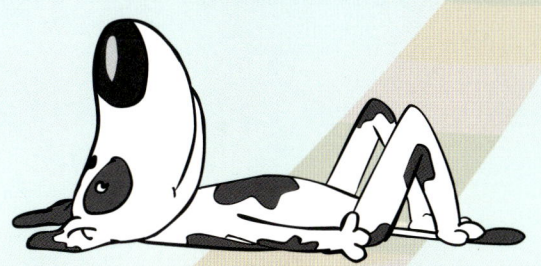

Der Schaukelstuhl

Gibt es bei euch daheim einen Schaukelstuhl? Aber bestimmt doch ein Schaukelpferd, auf dem es sich so gut hin- und herreiten lässt. Ihr könnt auch selbst zur Schaukel werden: Legt euch einfach auf den Bauch, nehmt eure Füße in die Hände, und schon geht's los.

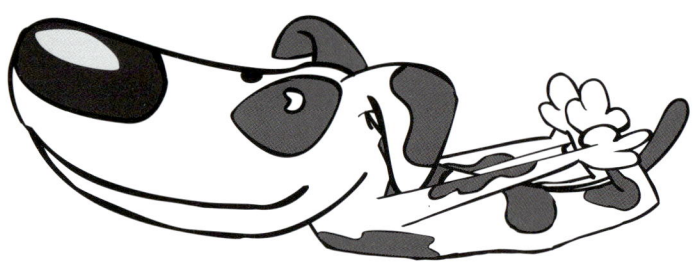

Bei dieser Übung, die übrigens recht schwierig ist und ein bisschen trainiert werden muss, bis sie gut gelingt, wird die Rückenmuskulatur gekräftigt. Gleichzeitig dehnen Sie damit Bauch, Brust, Schultergürtel und die vordere Oberschenkelmuskulatur. Sie werden aber bestimmt feststellen, dass die Kinder den Schaukelstuhl schneller und besser beherrschen als Sie selbst, weil sie noch viel beweglicher sind. Außer natürlich, Sie sind schon lange Yoga- und Pilates-Fan und deshalb geübt.

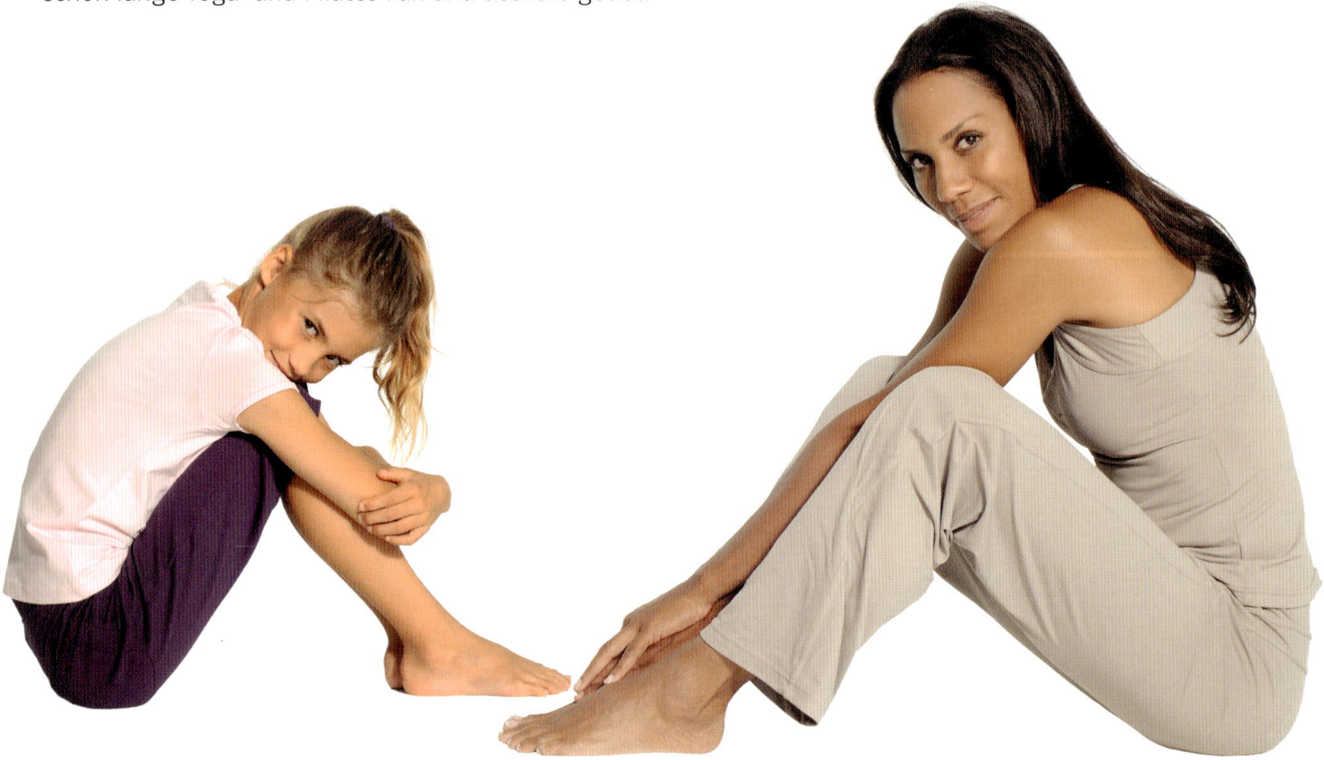

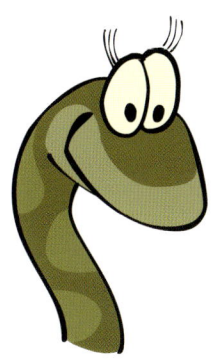

Die Schlange konnte ihre Augen gar nicht mehr von den Buchseiten abwenden. Deswegen beschloss der kleine Hund, auf sich aufmerksam zu machen.

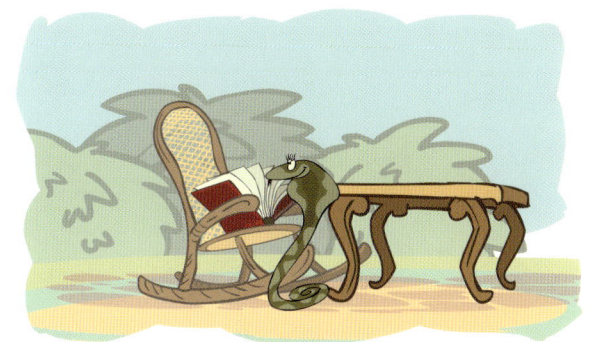

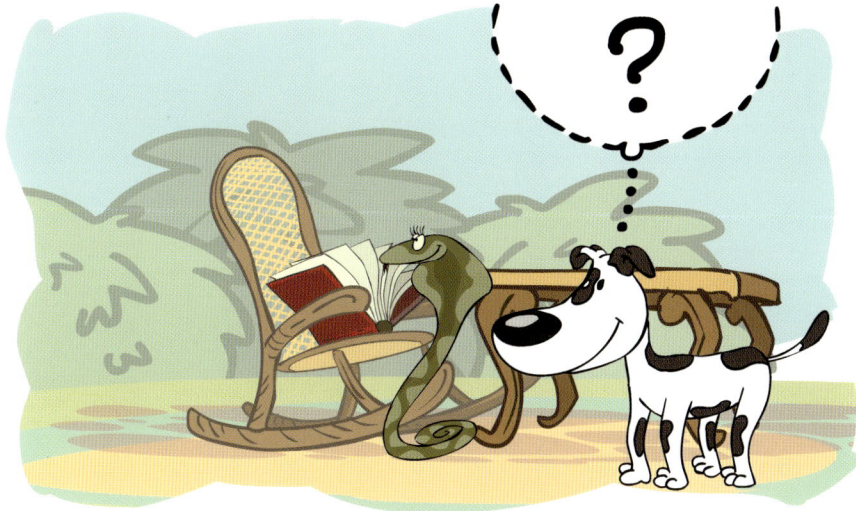

Nur, wie sollte er das am besten anstellen? Er dachte einen Moment darüber nach – und schon war ihm etwas eingefallen!

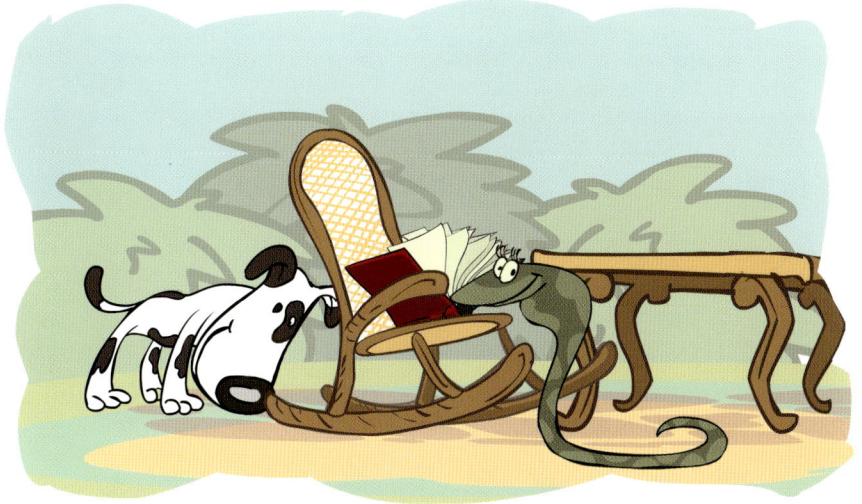

Er stupste den Stuhl mit der Schnauze an, bis dieser kräftig vor- und zurückschaukelte. Das würde die kleine Kobra bestimmt ablenken!

Der Schaukelstuhl

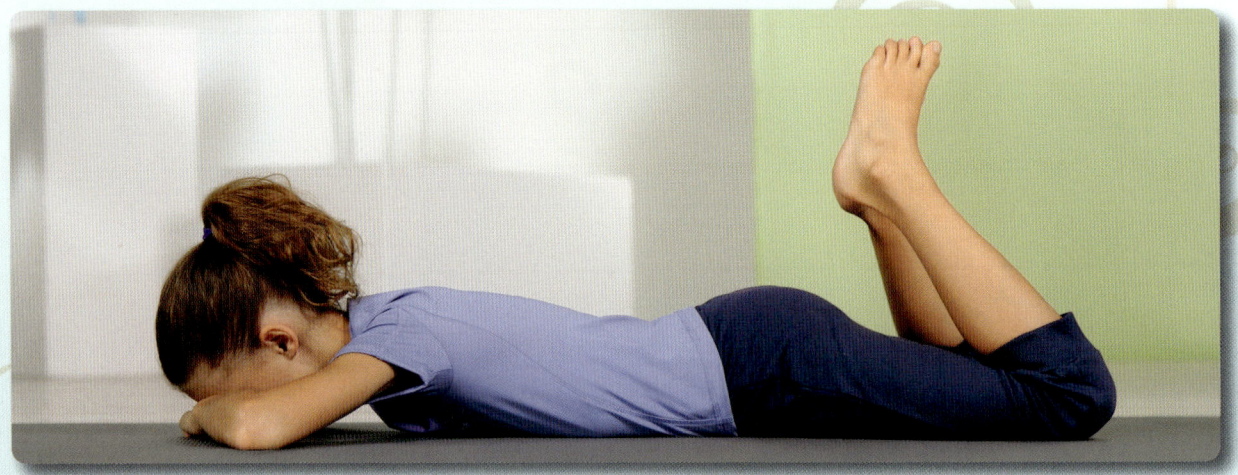

Leg dich auf den Bauch, die Stirn auf die Handrücken und winkle die Unterschenkel an. Die großen Zehen berühren sich.

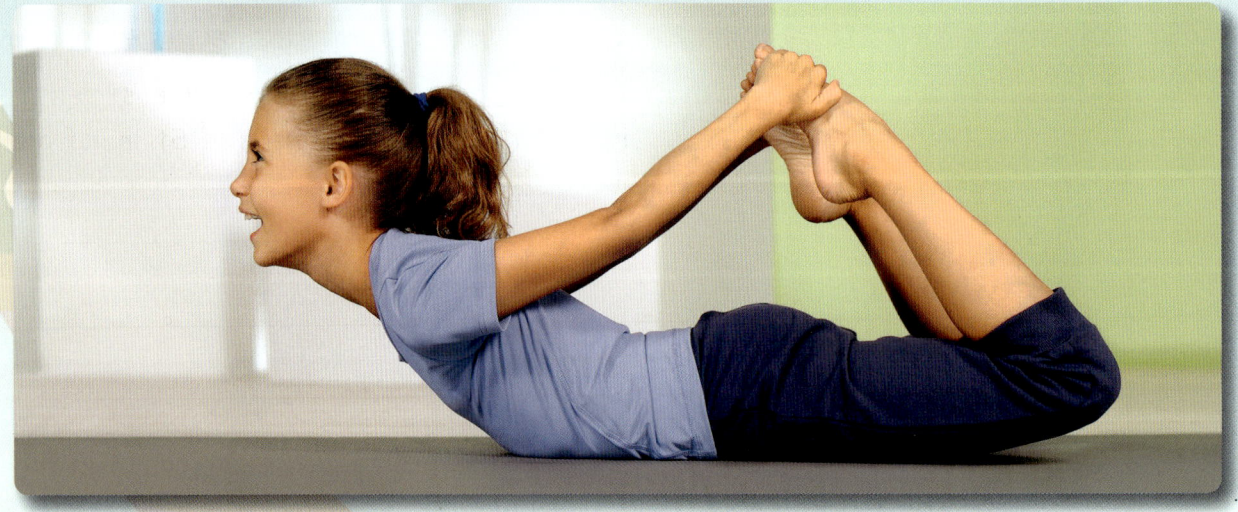

Nun hebst du den Oberkörper an, umfasst mit beiden Händen deine Füße und hältst sie gut fest. Stell dir vor, du bist ein Schaukelstuhl und bewegst dich vor und zurück. Je mehr du mit den Händen die Unterschenkel hochziehst, umso besser kannst du auch schaukeln.

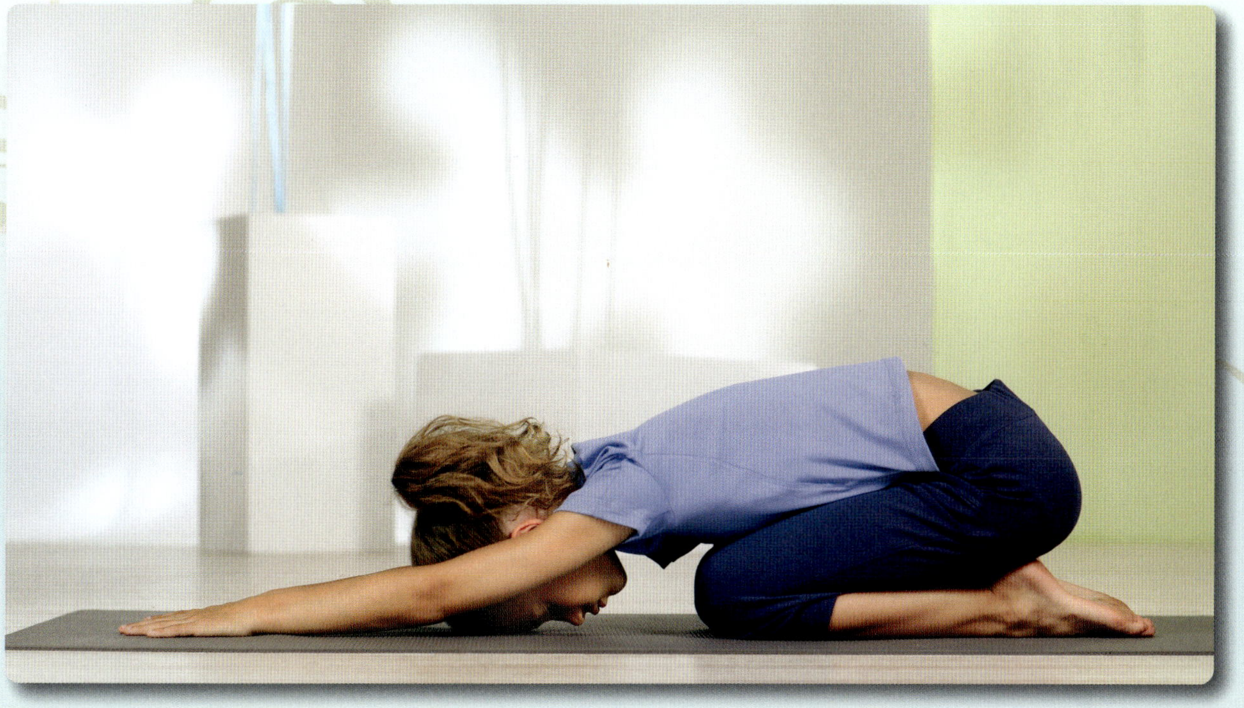

Dann löst du deine Hände von den Füßen, gehst in den Vierfüßlerstand und schiebst den Po auf deine Fersen. Die Arme streckst du weit nach vorn aus und legst deine Stirn auf die Matte. Diese Gegenbewegung zum Schaukeln tut dem Rücken richtig gut.

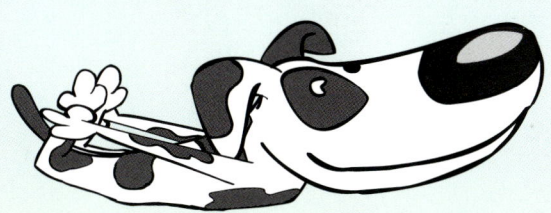
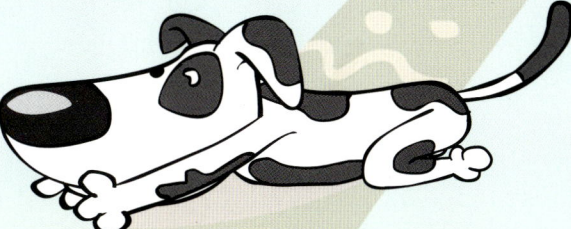

Radfahren

Das macht ihr jetzt auch. Doch erst einmal legt ihr euch
auf den Rücken und strampelt wie verrückt mit
euren vier Pfoten, äh, Armen und Beinen, wollte
ich natürlich sagen ... Na, wenn das mal keinen
Spaß macht! Sich richtig austoben – und das
auch noch mit Erlaubnis! Danach geht es
ruhig mit dem Radfahren weiter.

Radfahren kräftigt die Beine und macht fit und munter – nicht nur an der frischen Luft, sondern auch auf dem Boden liegend. Wenn zwei sich bei dieser Übung gegenübersitzen, können sie sich auch mal ein bisschen gegenseitig anstupsen. Damit alle richtig warm werden für die Fahrerei, wird zunächst ordentlich gestrampelt. Dann geht es los: Genau wie beim »richtigen« Radfahren werden die Beine mal sehr schnell bewegt, wie wenn es bergab ginge, mal ganz langsam und konzentriert, wie wenn ein hoher Berg zu befahren oder starker Gegenwind wäre. Zwischendurch müssen sich alle Beteiligten etwas ausruhen, bevor die »Reise« wieder neu beginnt.

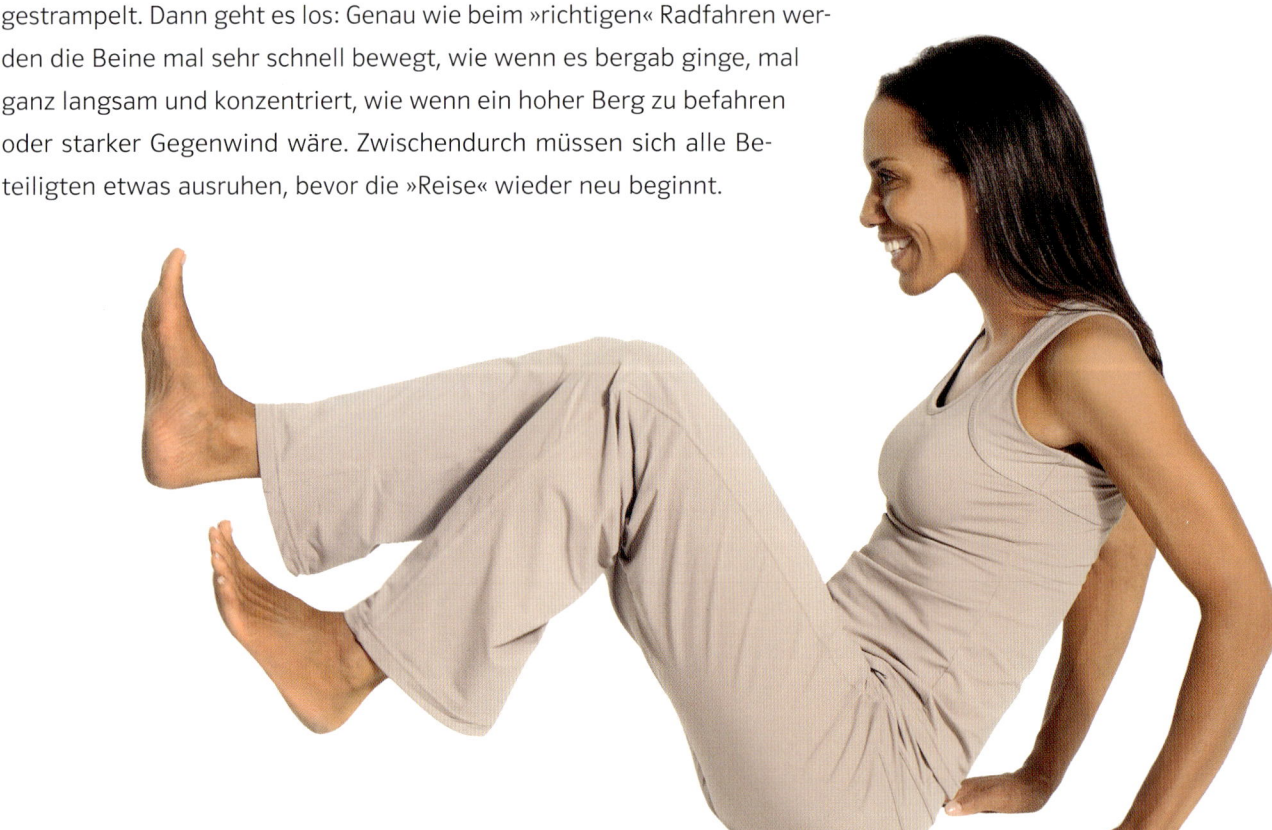

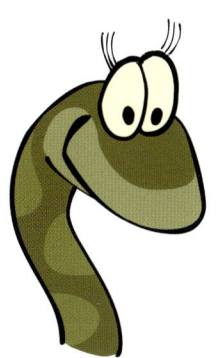

Doch es half alles nichts: So sehr der kleine Hund den Stuhl auch hin- und herbewegte, die Kobra ließ sich davon ganz und gar nicht irritieren – das Buch war viel spannender.

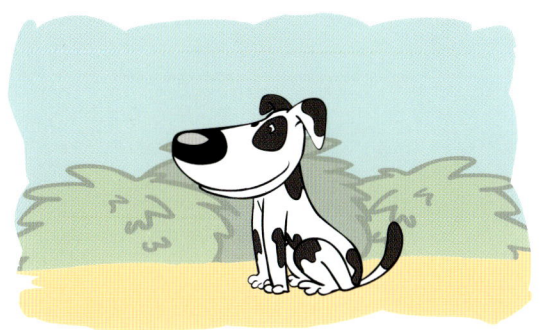

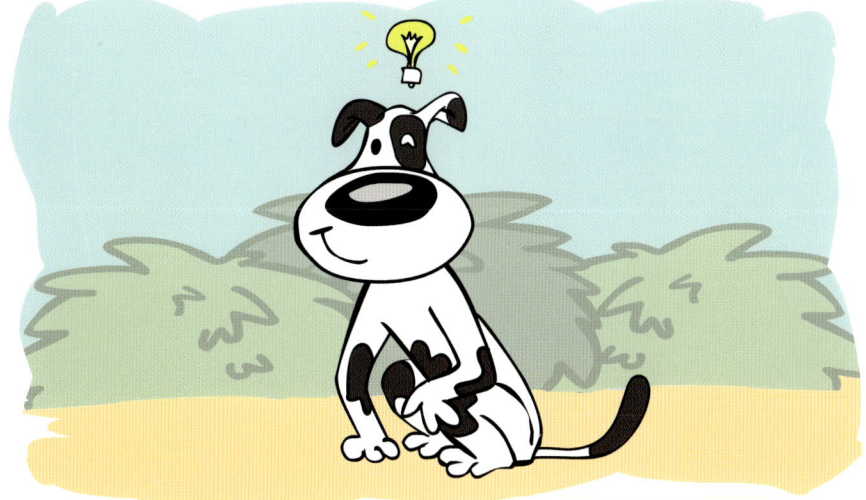

Da musste sich der kleine Hund etwas anderes einfallen lassen. Zum Glück war er ein lebhaftes Kerlchen, dem es nicht an Ideen mangelte.

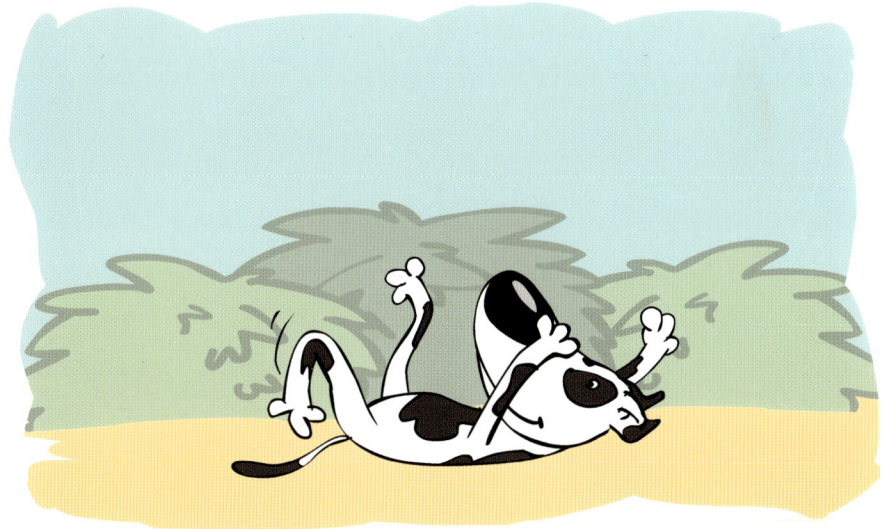

Er legte sich auf den Rücken, wälzte sich ein paarmal hin und her und strampelte wild mit allen vier Pfoten. Das konnte doch nun wirklich keiner mehr übersehen!

Radfahren

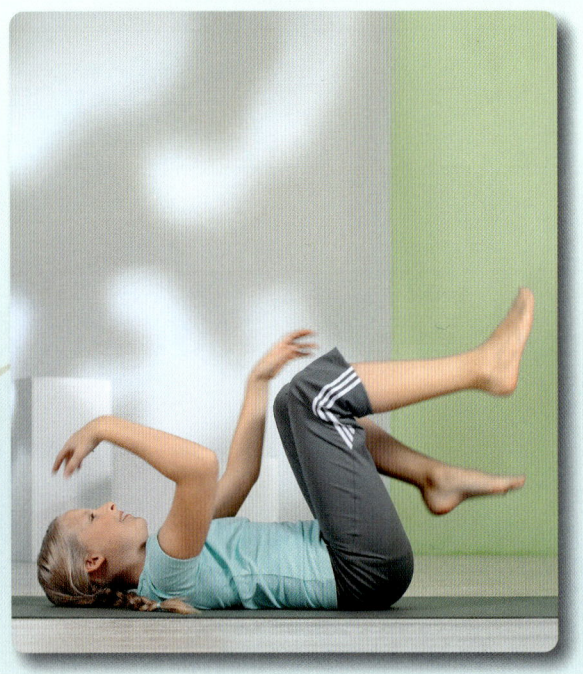

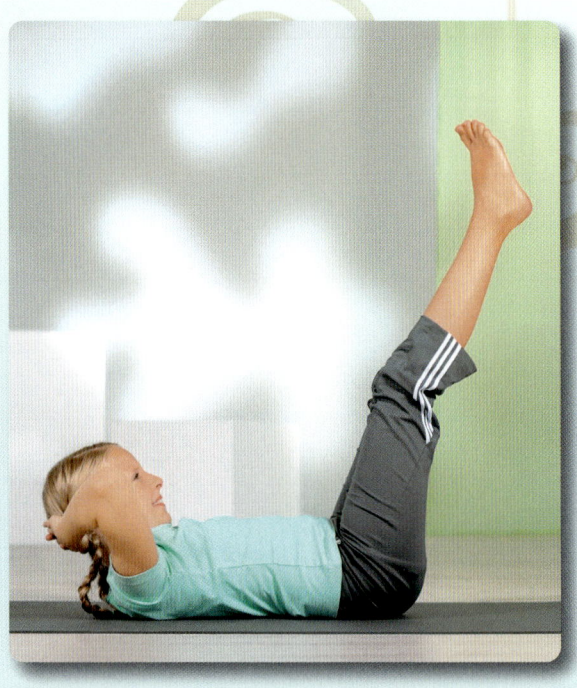

Leg dich mit dem Rücken auf den Boden. du kannst dich jetzt wie der kleine Hund auf dem Boden wälzen und mit Armen und Beinen strampeln. Das macht Spaß!

Dann legst du dich zurück und benutzt deine Hände als Kissen für deinen Kopf. Deine Beine streckst du nacheinander nach oben und hebst Kopf und Schultern an.

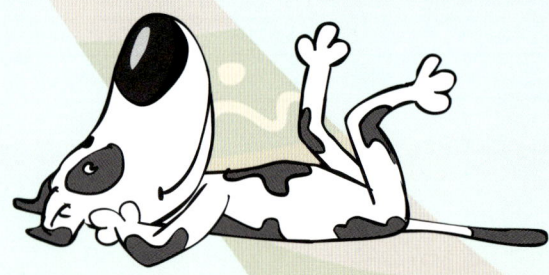

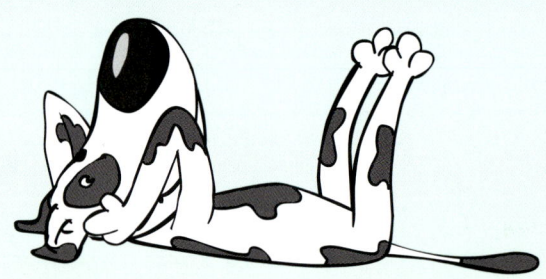

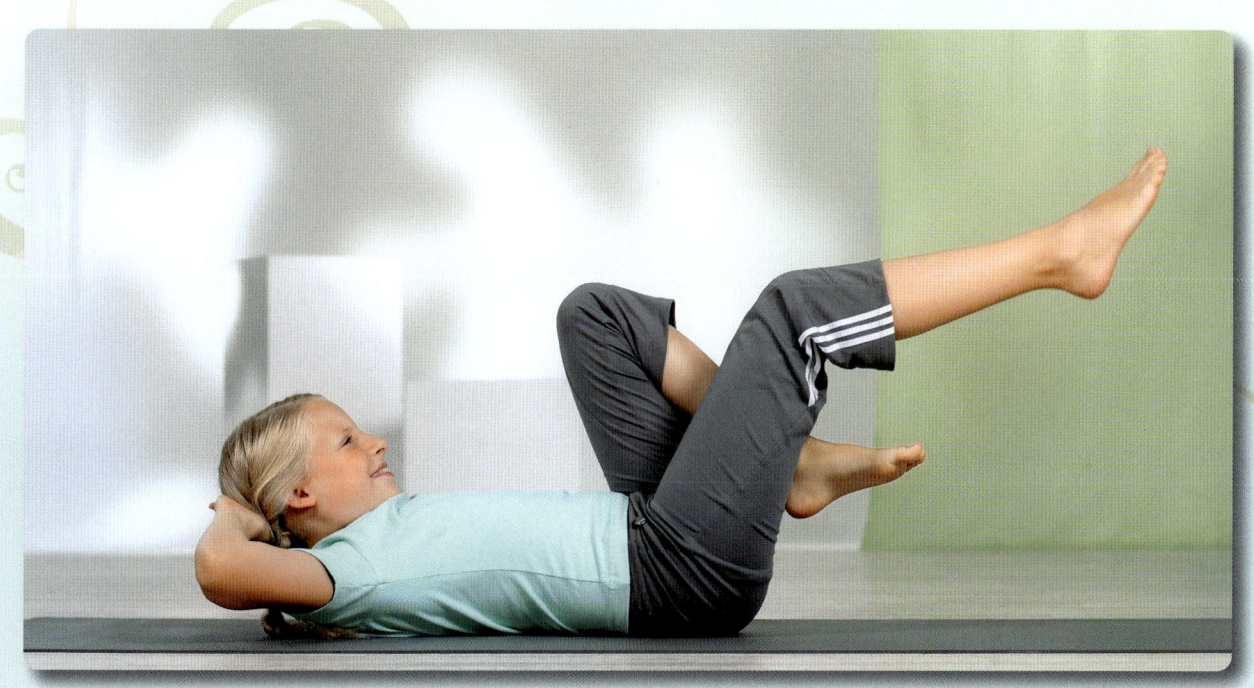

Nun fängst du an, beide Beine wie beim Radfahren zu bewegen. Dabei kannst du dir vorstellen, einen steilen Berg hochzufahren – deshalb sind die Bewegungen ganz langsam. Weil die Pedale etwas weit weg sind, musst du die Beine strecken, um sie zu erreichen. Nach der letzten Umdrehung stellst du einen Fuß nach dem anderen wieder ab und ruhst dich aus.

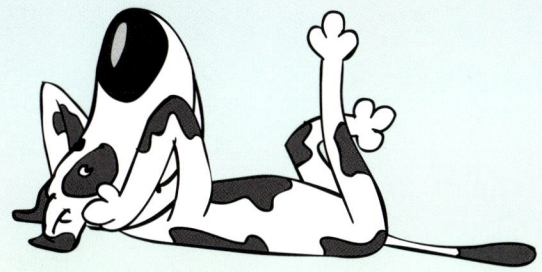

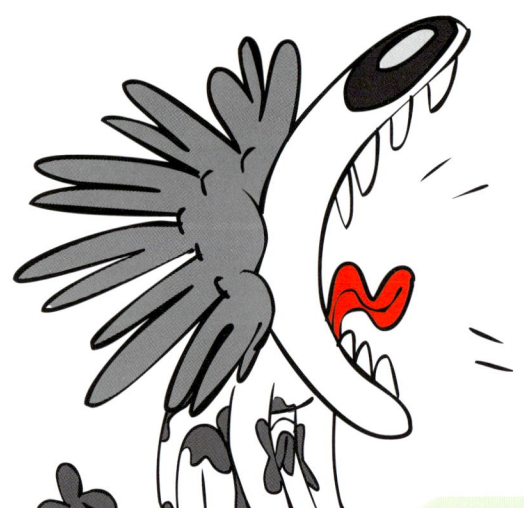

Das Löwengebrüll

Jetzt könnt ihr endlich mal brüllen, so laut ihr wollt, damit die anderen Respekt bekommen vor dem König der Tiere. Und nicht nur das: Ihr dürft auch eure Zungen ganz weit rausstrecken. Denn das ist bei dieser Übung sehr wichtig.

Die Löwenbrüllerei ist für Kinder unglaublich wohltuend – es befreit ja auch, endlich mal von Herzen laut sein zu dürfen. Das Gebrüll ist aber auch gut für die Stimme, die dadurch gekräftigt wird. Kinderwut wird so gebändigt und Spannungen können abgebaut werden. Die Kinder werden selbstbewusster beim Sprechen und können tatsächlich auch besser singen.

Wenn Ihr Kind, aus welchem Grund auch immer, mal wütend und bockig ist, lassen Sie es wie einen Löwen ganz laut brüllen. Der so erzielte Spannungsabbau wirkt Wunder. **Tipp**

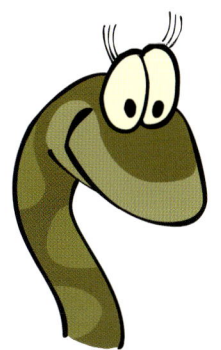

Uff, das Strampeln sah ganz schön anstrengend aus ... Aber das war nichts gegen das, was unsere beiden kleinen Freunde jetzt erlebten.

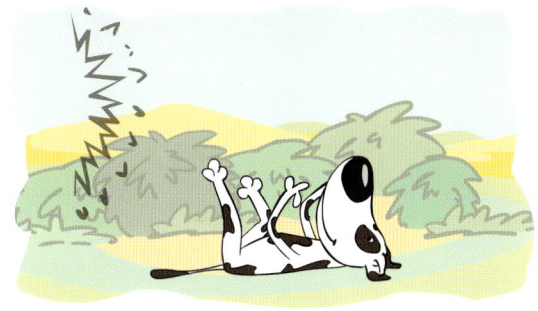

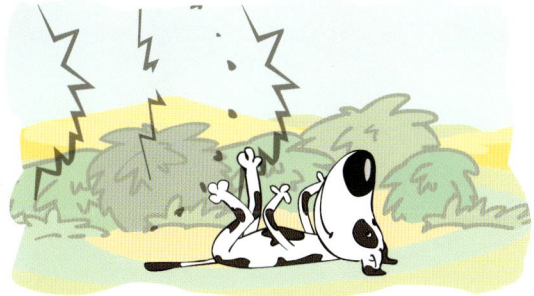

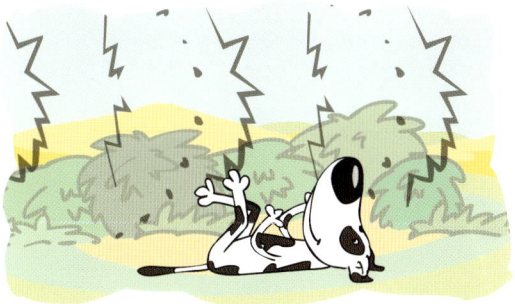

Während der kleine Hund sich noch ausgelassen wälzte und mit den Beinen strampelte, hörten sie ein lautes Löwengebrüll.

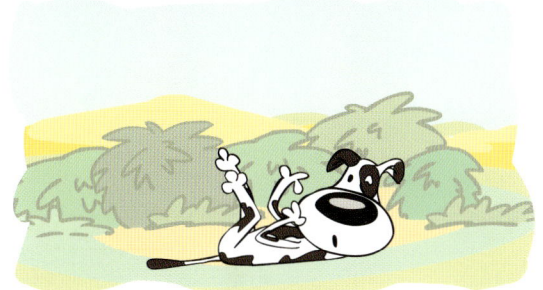

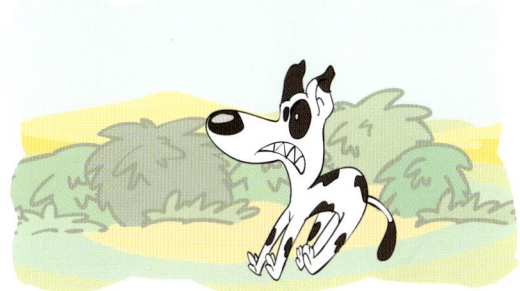

Der Hund sprang sofort wieder auf die Beine. Löwengebrüll? Es lebten doch überhaupt keine Löwen in der Wüste. Und schon gar nicht in seiner Oase!

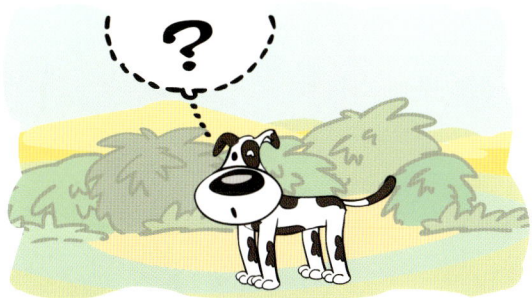

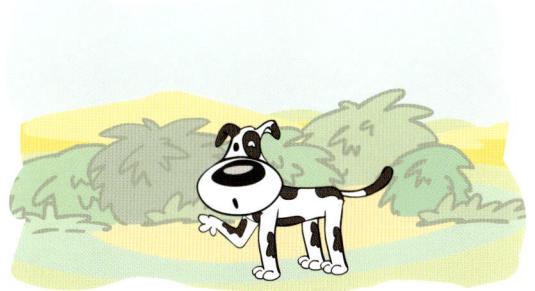

Aber wie ihr wisst, gibt es in der Wüste Fata Morganas. Und vielleicht war das eine hörbare Fata Morgana gewesen, sozusagen eine Sinnestäuschung der Ohren.

Das Löwengebrüll

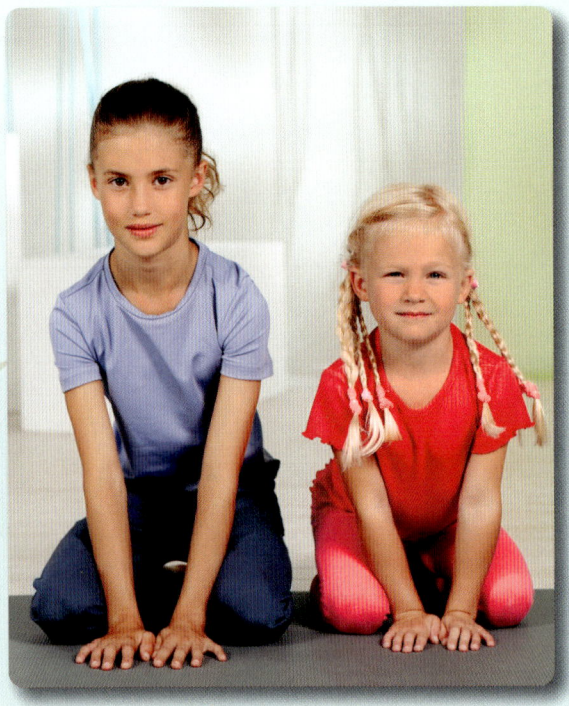

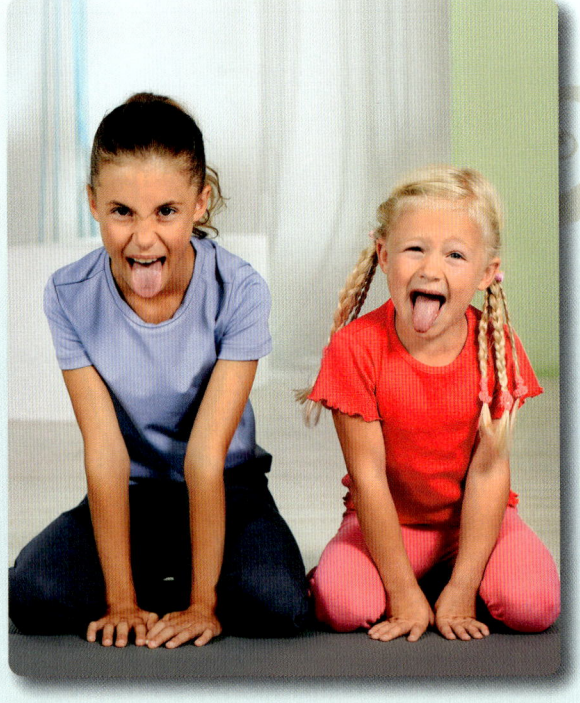

Du sitzt auf deinen Fersen, stützt dich mit den Händen vor dir auf dem Boden ab und machst einen langen Oberkörper.

Dann streckst du die Zunge ganz, ganz weit heraus und fängst an, wie ein Löwe laut zu brüllen.

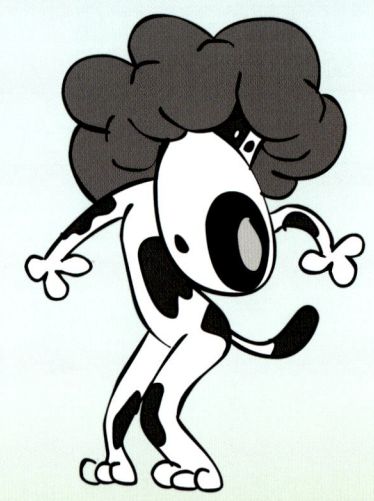

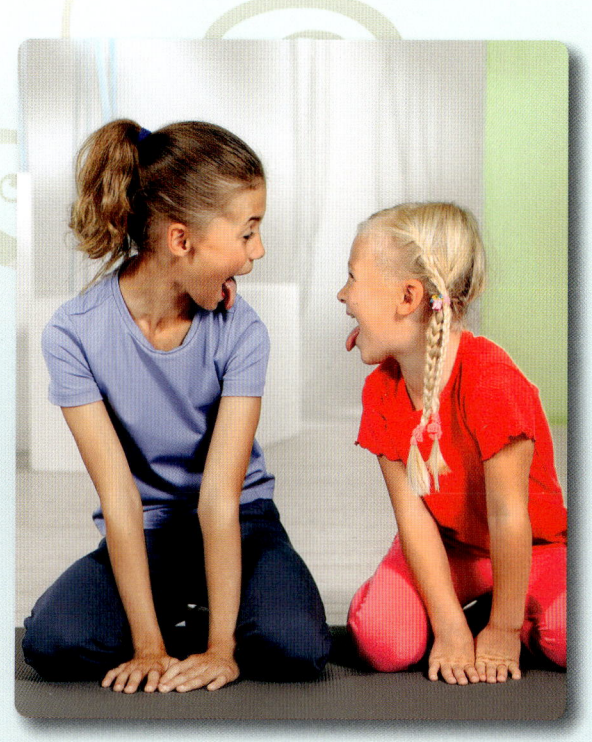

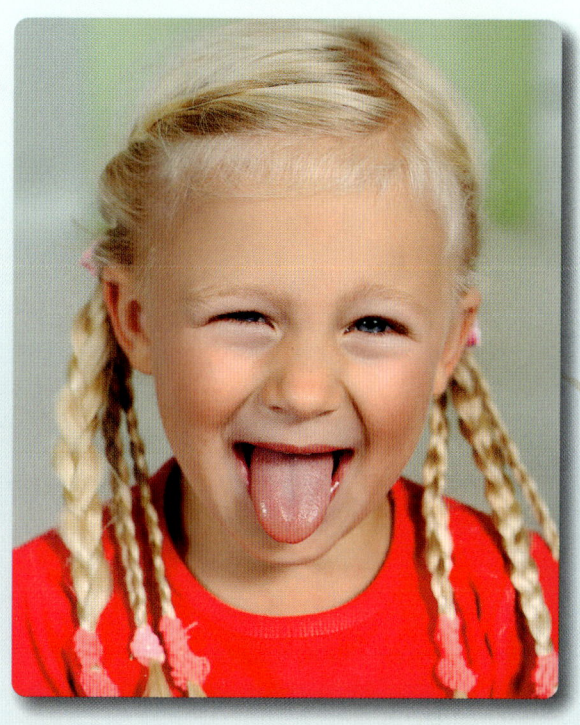

Wenn ihr zu zweit seid, könnt ihr euch auch gegenseitig anbrüllen und die Zunge zeigen.

Hole tief Atem, bevor du losbrüllst, und strecke die Zunge ganz weit heraus, damit du wirklich ganz laut werden kannst.

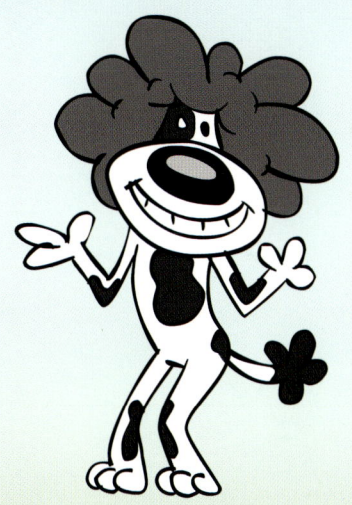

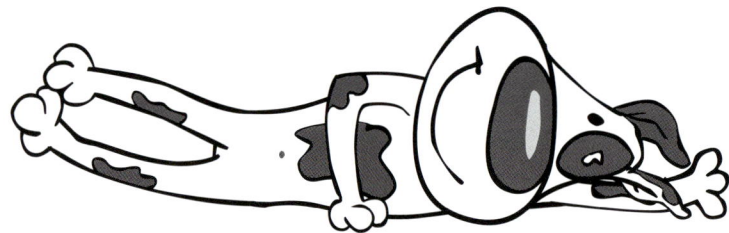

Die Schere

Wie kann man denn selbst eine Schere sein oder spielen? Könnt ihr euch das vorstellen? Geht das mit den Armen oder mit den Beinen? Probiert doch einfach mal was aus und schaut dann auf der nächsten Seite nach, wie die Scherenübung gemacht wird.

Die »Schere« kräftigt das Gesäß, die Außenseite der Oberschenkel und stabilisiert das Becken. Diese Übung erfordert Körperkontrolle und Muskelkraft, und manche Kinder werden sie zunächst als schwer empfinden. Leichter wird sie, wenn die Kinder Gesäß-, Becken-boden- und Bauchmuskeln anspannen. Und nach einigen Trainingseinheiten, wenn die Muskeln kräftiger geworden sind, gelingt die Übung immer besser. Wie bei allen Pilates-Übungen ist auch bei der »Schere« die Atmung sehr wichtig, denn durch das Ein- und Ausatmen wird die Bewegung unterstützt.

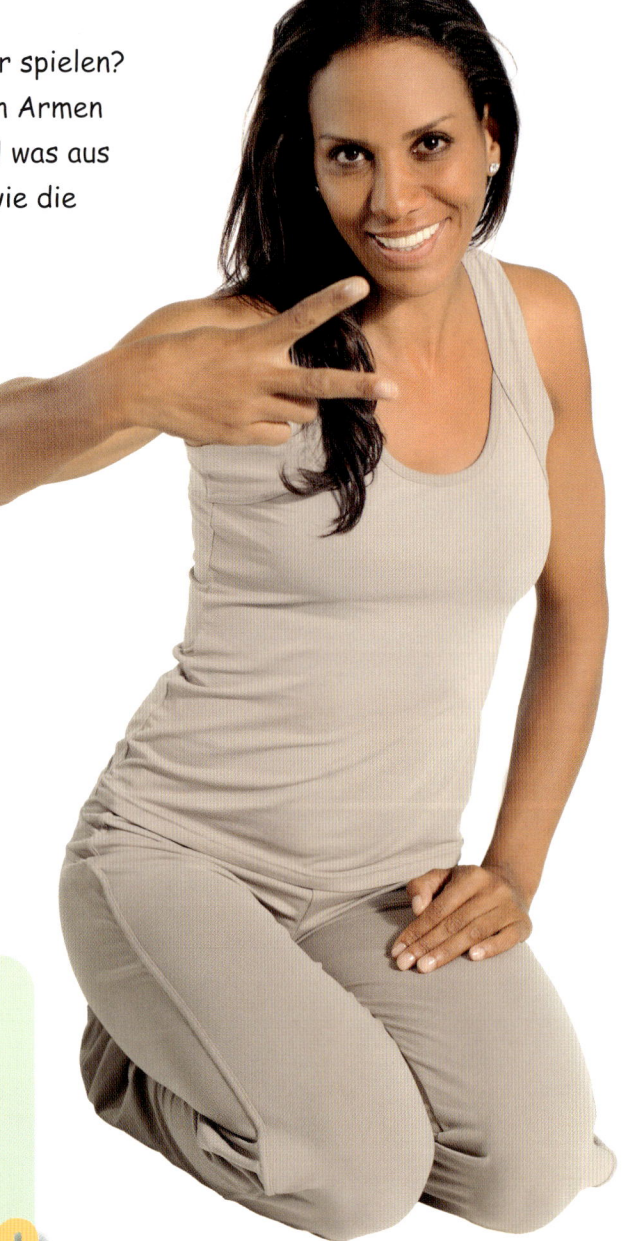

> Achten Sie darauf, dass Ihr Kind bei der Übung mit dem Po nicht allzu sehr mitgeht. Eigentlich sollten sich nur die Beine bewegen. Wird die Scherenbewegung sehr klein ausgeführt, fällt es leichter, den Körper ruhig zu halten.

Tipp

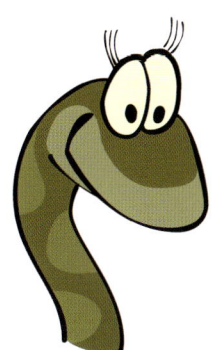
An der Hauswand stand vor dem Schaukelstuhl, auf dem das Buch mit den flatternden Seiten lag, ein schöner alter Holztisch.

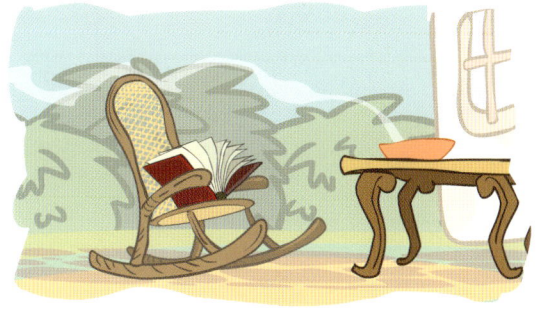

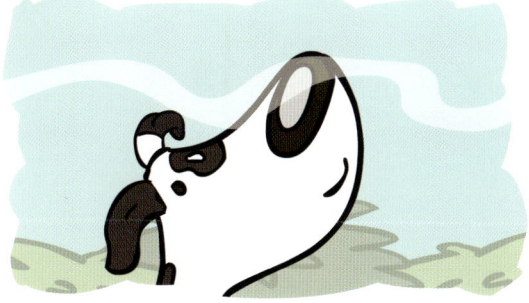

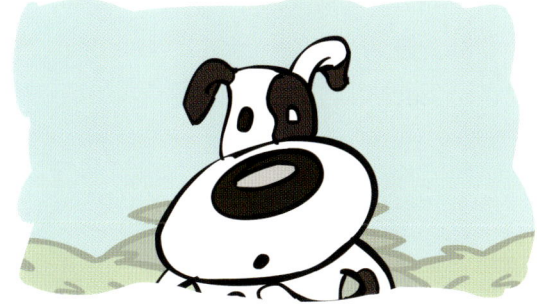

Irgendetwas auf dem Tisch duftete köstlich. Plötzlich bemerkte der kleine Hund, wie hungrig er war.

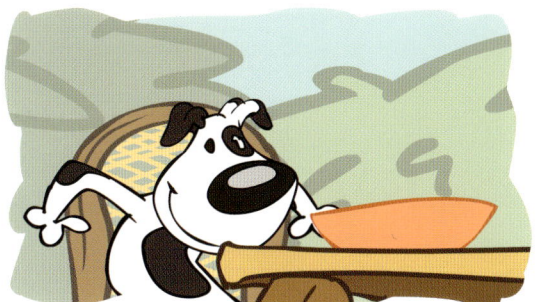

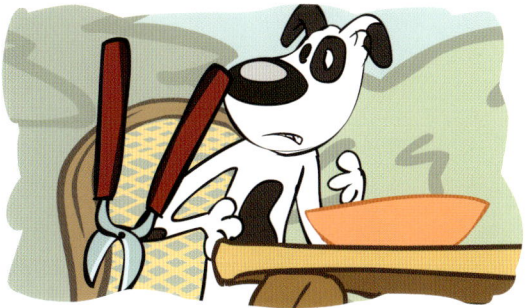

Er hüpfte auf den Schaukelstuhl und schepper, klapper – fiel eine alte Gartenschere auf den Steinboden. Erschrocken sprang der Hund gleich wieder herunter.

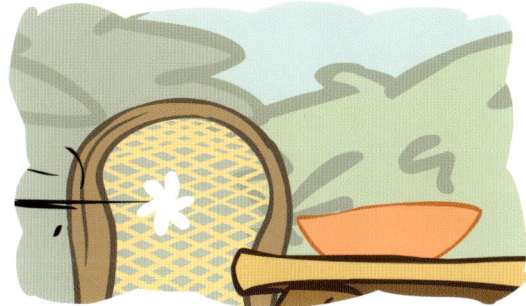

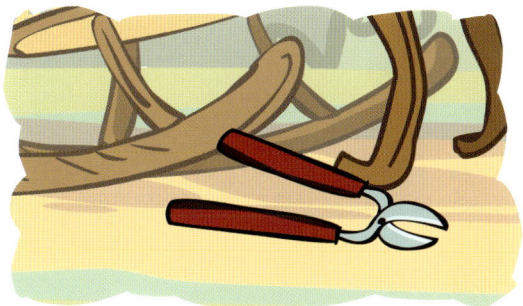

Die kleine Kobra kroch sofort unter den Tisch, um sich die Schere anzuschauen. Die lag aber genauso regungslos am Boden, wie sie vorher auf dem Tisch gelegen hatte.

Die Schere

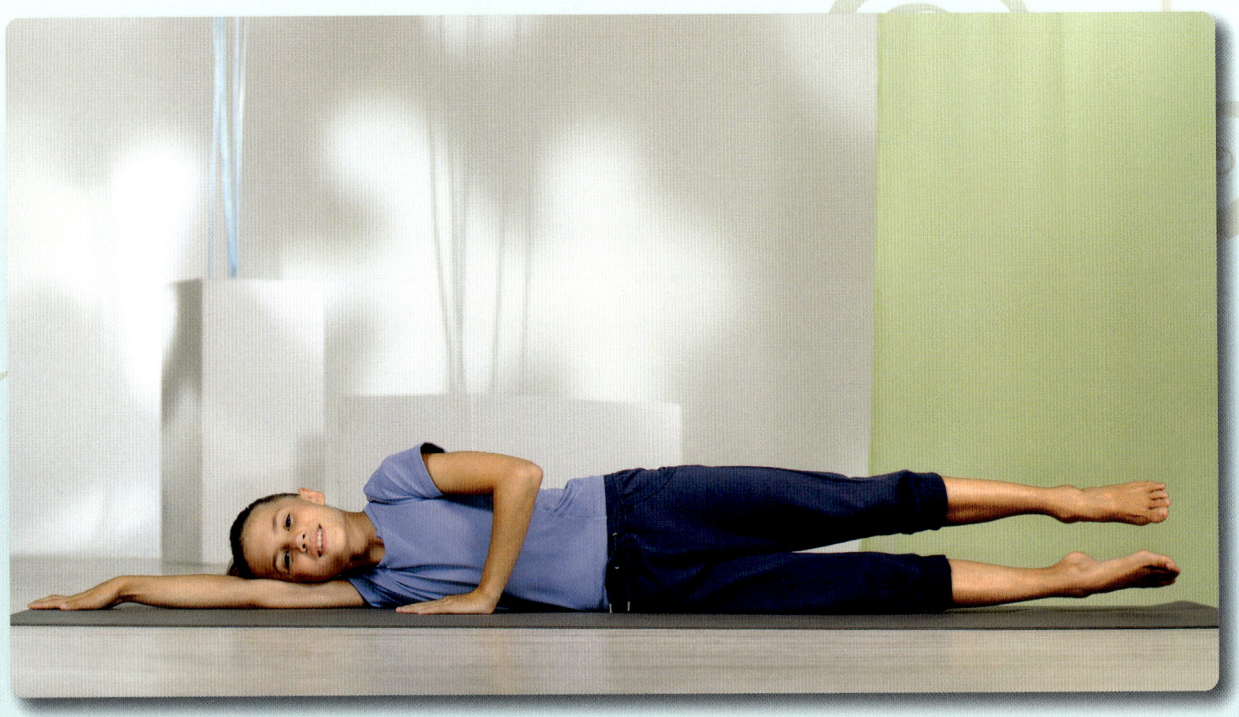

Leg dich auf die Seite, den Kopf auf den ausgestreckten Arm, und stütz dich mit dem anderen Arm vor dem Körper ab. Dann hebst du beide Beine so an, dass sie etwas über dem Boden schweben.

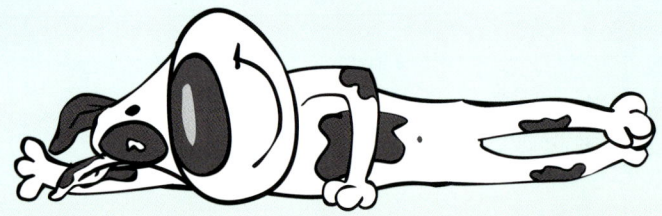

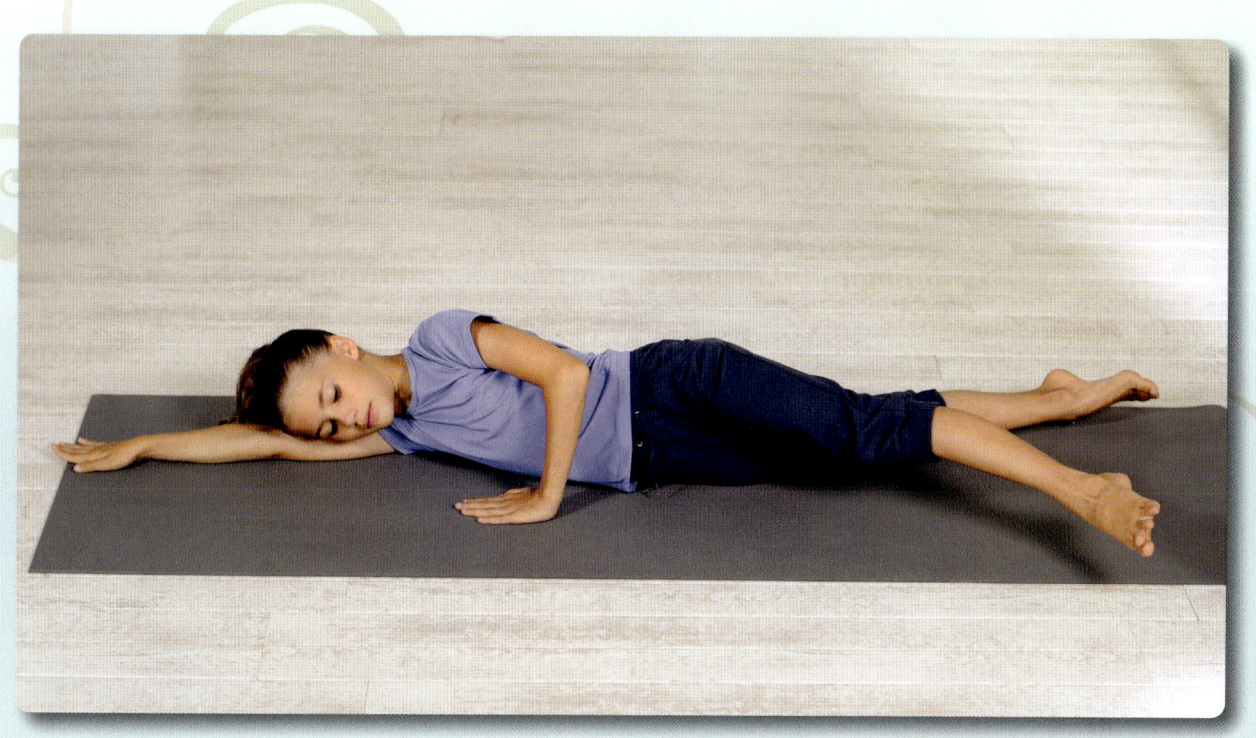

Jetzt beginnst du eine Scherenbewegung auszuführen, indem du die Beine vor und zurück bewegst. Der Oberkörper liegt dabei ruhig am Boden, die Beine sind lang gestreckt. Dann legst du die Beine auf dem Boden ab und drehst dich auf die andere Seite, hebst die Beine wieder an und beginnst erneut mit der Scherenbewegung.

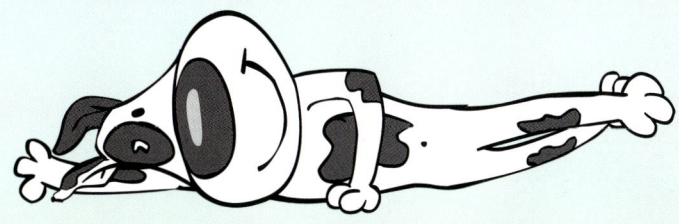

Die Kerze

Mit Kerzen und erst recht mit dem Feuer spielen dürft ihr sicher nicht. Hier aber könnt ihr selbst mal die Kerze sein und euch recken und strecken mit den Beinen und dem ganzen Körper. Wenn ihr diese Übung macht, könnt ihr anschließend viel besser lernen und euch konzentrieren, weil das Gehirn mit mehr Sauerstoff versorgt wird.

Bei dieser Übung sollte immer ein Erwachsener dabei sein, um Hilfestellung leisten und den Körper des Kindes stützen zu können. Wenn Ihr Kind über Schwindel oder ein Ohrenrauschen klagt, brechen Sie bitte ab. Ein Grund dafür kann die stärkere Durchblutung des Kopfs sein. Gesunde Kinder haben mit dieser Übung normalerweise aber überhaupt kein Problem.

Achten Sie bitte auch darauf, dass sich Ihr Kind aus der Kerze nicht einfach nach unten plumpsen lässt, sondern sich langsam aus der Haltung löst, indem es Wirbel für Wirbel abrollt.

Führen Sie diese Übung mit Ihrem Kind langsam und konzentriert aus. Bei Zeitmangel sollten Sie auf diese Haltung verzichten. Durch zu hastige Bewegungen können Probleme an der Halswirbelsäule hervorgerufen werden.

TiPP

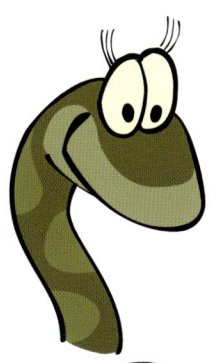

Die Schlange folgte ihrem Freund, dem Hund, der inzwischen in das Haus gegangen war. Es wurde nämlich langsam dunkel, und so war es kein Wunder, dass die beiden Hunger hatten.

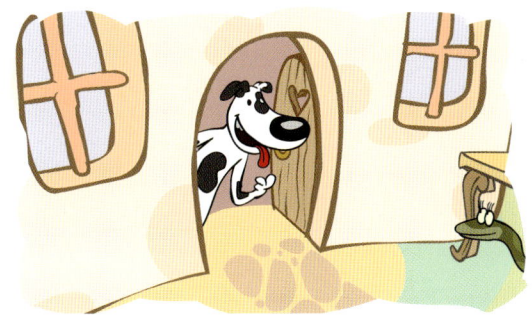

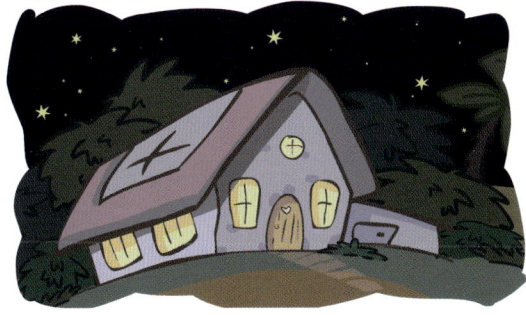

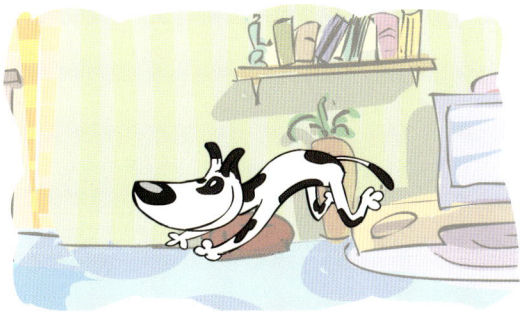

Der kleine Hund rannte durch das Wohnzimmer in die Küche. Er wollte sehen, ob sein Futternapf schon gefüllt war.

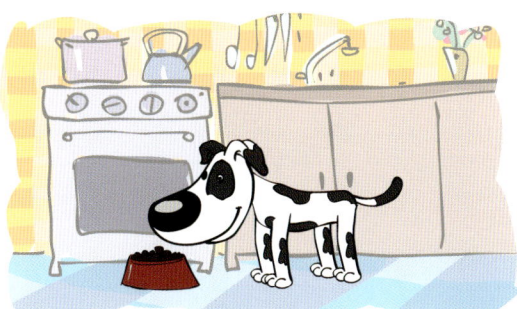

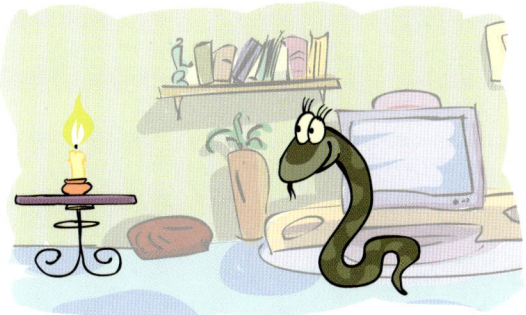

Seine Freundin erblickte eine Kerzenflamme, die sie zum ersten Mal, wie so vieles heute, sah. Während sie aus der Küche ein Schmatzen hörte, blies der Wind die Kerze aus.

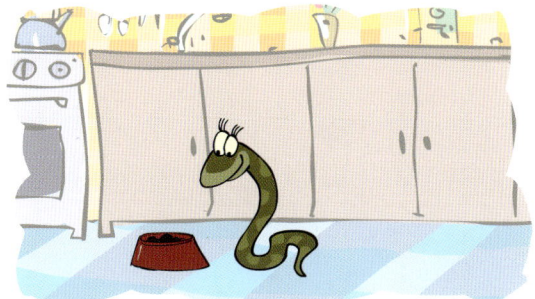

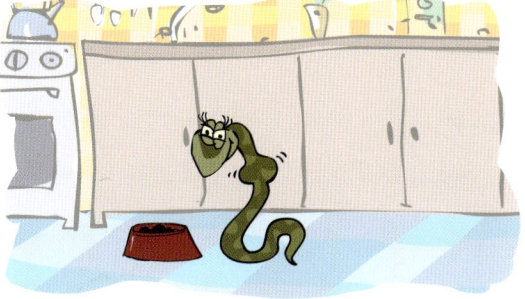

Die kleine Kobra kroch schnell in die Küche, wo ihr der kleine Hund noch einen Rest in seinem Napf übrig gelassen hatte. Sie verspeiste das ungewohnte Futter mit großem Appetit.

Die Kerze

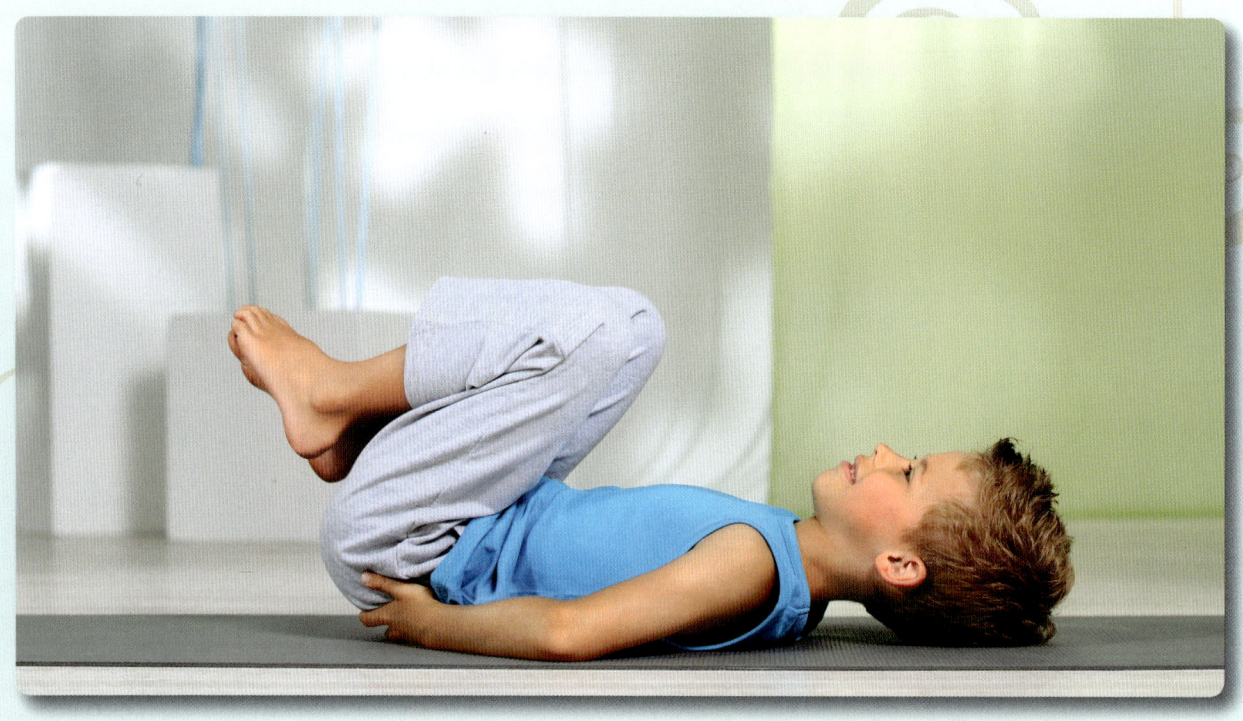

Du legst dich auf den Rücken und ziehst deine Knie zum Bauch. Dein Kopf liegt auf dem Boden, das Kinn senkst du etwas nach unten. Deine Hände legst du unter den Po.

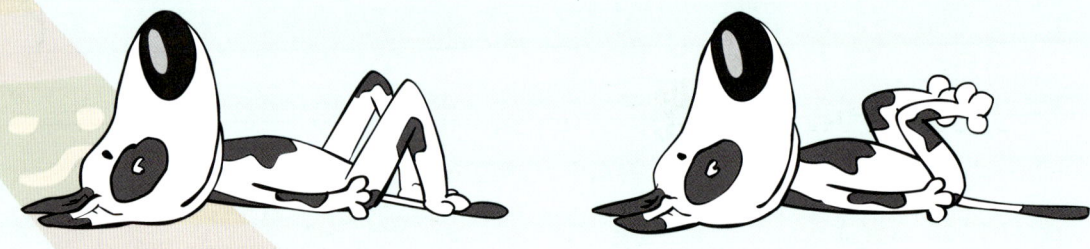

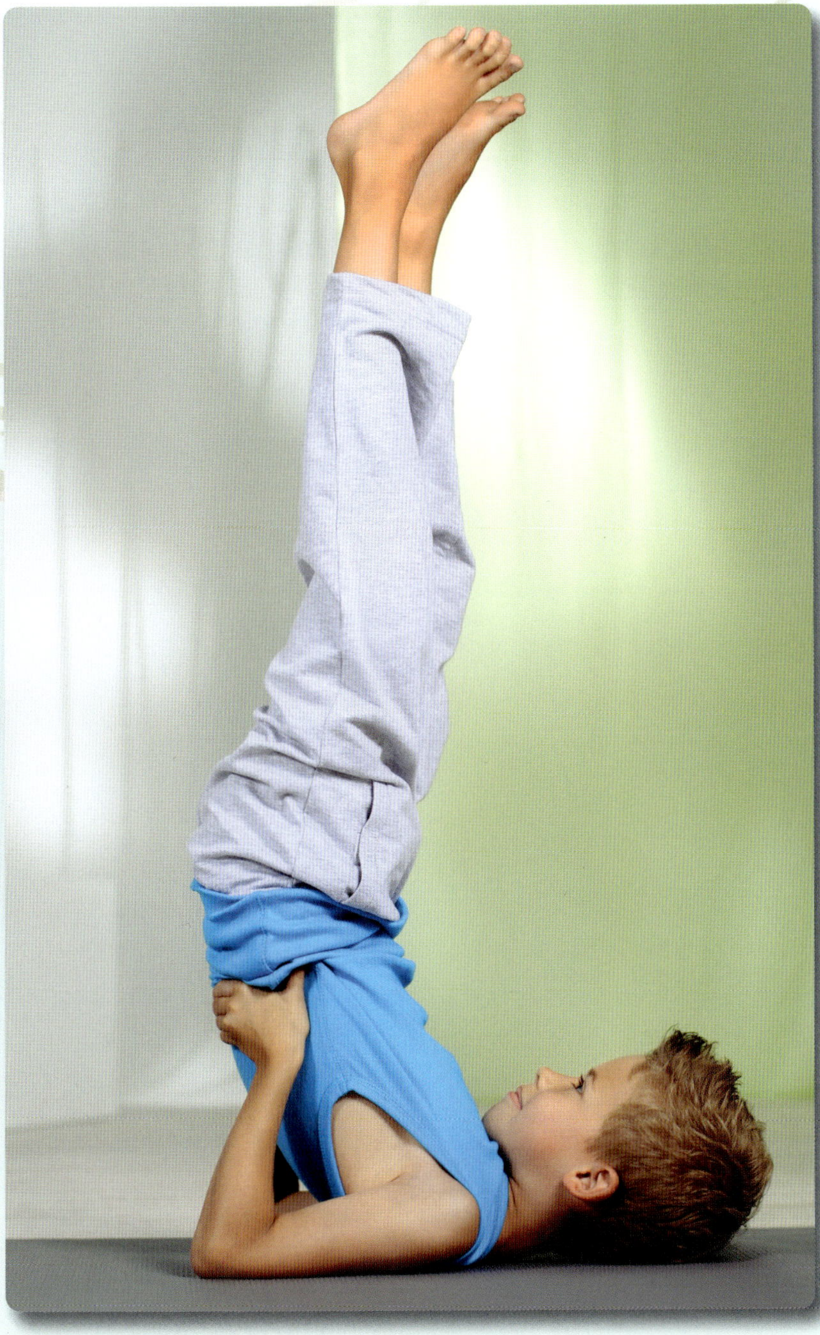

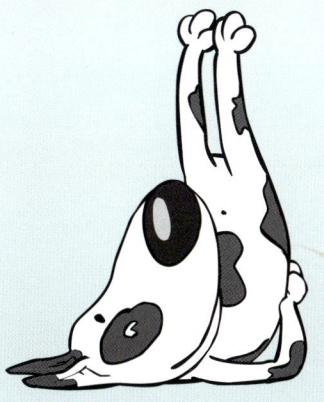

Nun schiebst du dich langsam nach oben, bis deine Beine gestreckt sind. Deine Hände stützen den unteren Rücken. Halte den Kopf ruhig und streck den Nacken. Dabei schaust du deine Füße an und machst den Rücken ganz gerade. Stell dir vor, jemand zündet an deinen Füßen eine Kerze an, die ganz lange brennt. Dann rollst du dich langsam zurück und ziehst die Knie wieder an die Brust, um dich auszuruhen.

Entspannung

Nach so vielen Übungen braucht auch ihr mal ein bisschen Ruhe. Nachdem ihr euch entspannt habt, fühlt ihr euch richtig gut und wieder ganz erfrischt. Entspannen hat aber gar nichts mit Schlafen zu tun, das werdet ihr gleich merken.

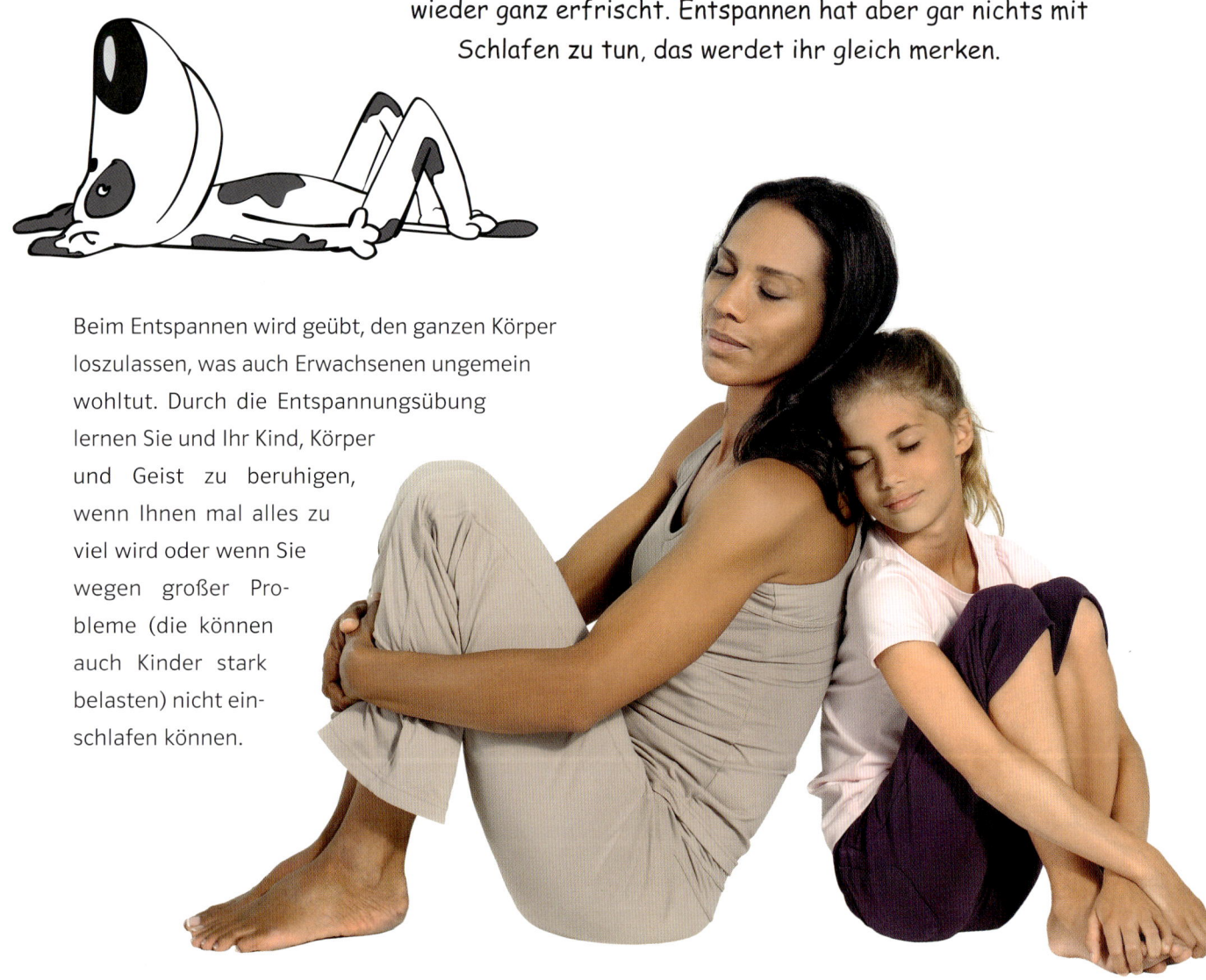

Beim Entspannen wird geübt, den ganzen Körper loszulassen, was auch Erwachsenen ungemein wohltut. Durch die Entspannungsübung lernen Sie und Ihr Kind, Körper und Geist zu beruhigen, wenn Ihnen mal alles zu viel wird oder wenn Sie wegen großer Probleme (die können auch Kinder stark belasten) nicht einschlafen können.

Diese Übung ist sehr gut für ein Kind, das müde und lustlos ist, Schwierigkeiten bei den Hausaufgaben hat oder sich nicht konzentrieren kann. Sie kann auch schnell mal zwischendurch gemacht werden.

Tipp

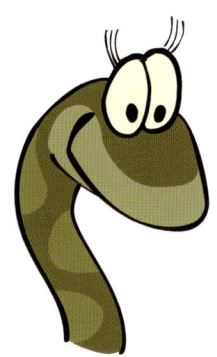
Der kleine Hund lag bereits in seinem Körbchen und deutete freundlich mit der Schnauze auf einen Platz an seiner Seite. Vorsichtig schlängelte sich die Kobra in den Korb.

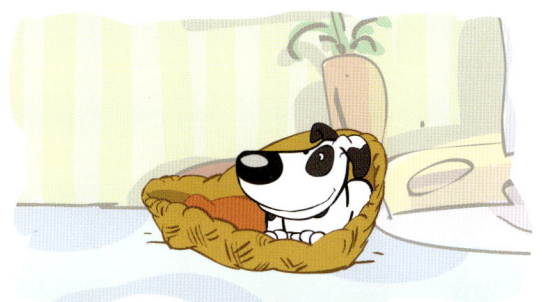

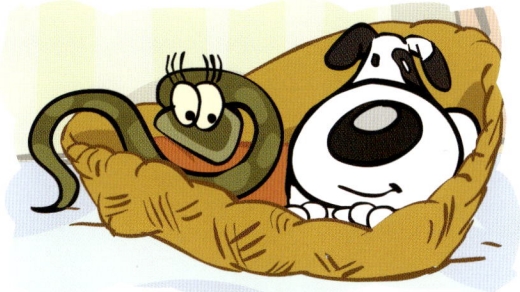

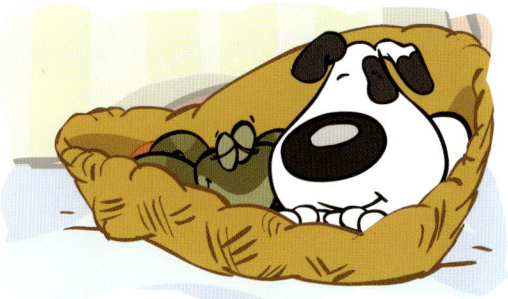

Sie rollte sich zusammen und kuschelte sich dann dicht an ihren neuen Freund. Sie war glücklich, aber vollkommen erschöpft von den vielen Eindrücken, die sie gesammelt hatte.

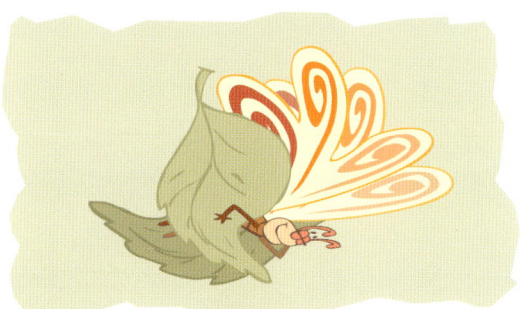

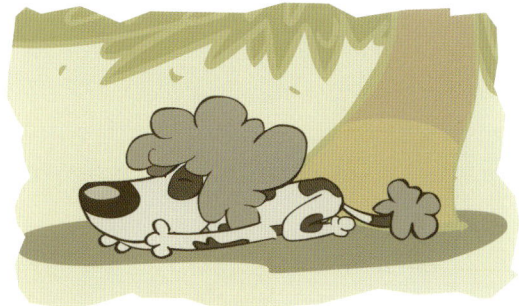

Mit einem zufriedenen Zischeln schlief sie ein und träumte von den Erlebnissen des Tages. Im Traum sah sie alle Tiere, denen sie heute begegnet war, friedlich schlafen.

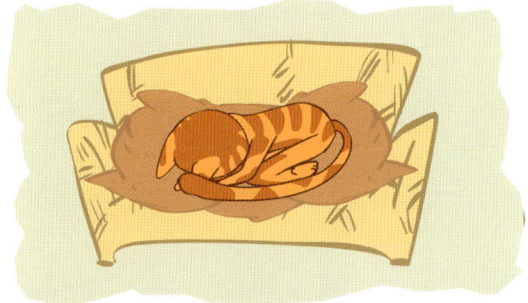

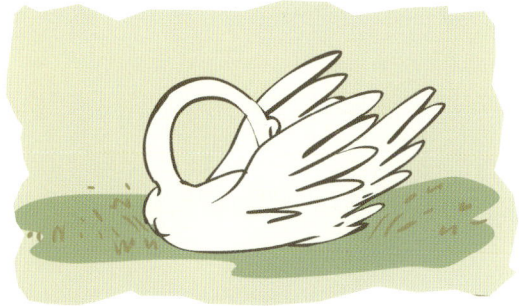

Der Schmetterling ruhte unter einem Blatt, der Löwe lag wie die Katze zufrieden auf seinem Platz und der Schwan steckte seinen Kopf in sein weiches Gefieder.

Entspannung

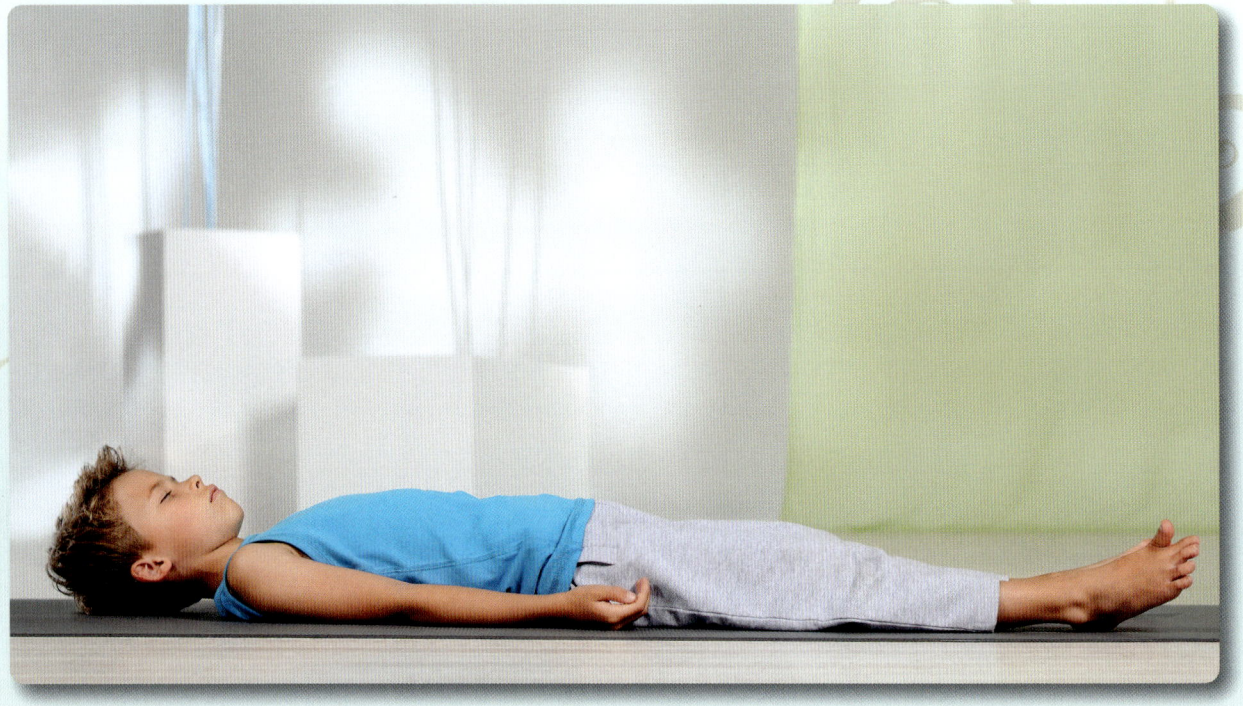

Leg dich ausgestreckt auf deine Matte, die Füße fallen locker zur Seite, deine Arme liegen neben dem Körper. Schließe die Augen und entspanne dein Gesicht und alle anderen Teile deines Körpers. Fühle dich wie die kleine Kobra, bevor sie einschläft, und mach einen ganz tiefen Entspannungsseufzer. Spüre, wie dein Atem deinen Bauch sanft rauf und runter bewegt.

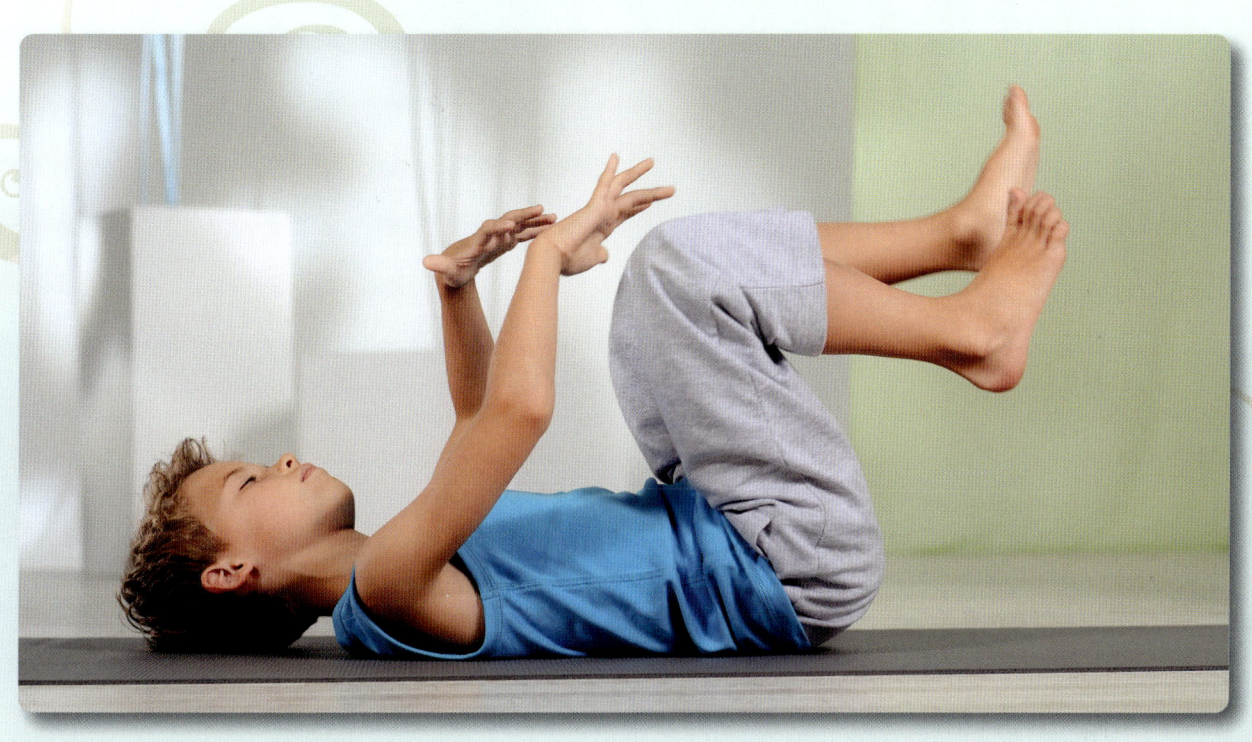

Nach einer Weile bewegst du langsam deine Zehen und Finger und fängst an, deine Arme und Beine kräftig zu schütteln. Öffne die Augen, um wieder ganz wach zu werden.
Hoffentlich hat dir das Mitmachen Spaß gemacht. Wir freuen uns schon auf das nächste Mal.

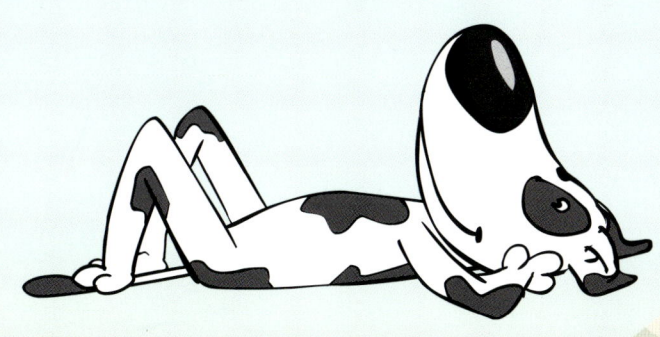

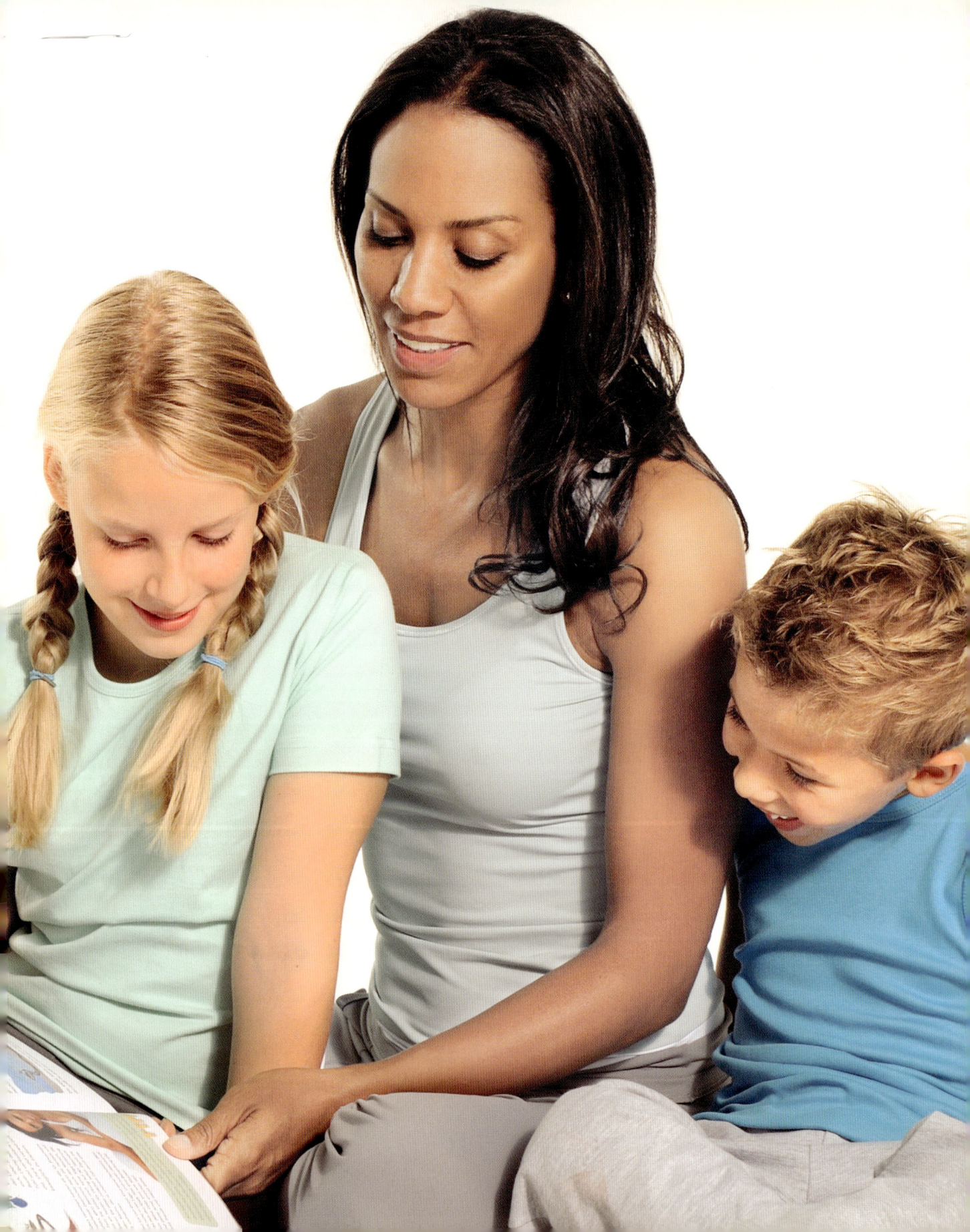

Gut zu wissen

Wenn Kinder regelmäßig Yoga- und Pilates-Übungen machen, können sie sich bald über Erfolge freuen. Da Zwang und Wettbewerb verpönt sind, bleibt die Freude am »Training« auch auf Dauer erhalten.

Bewegung wirkt Wunder

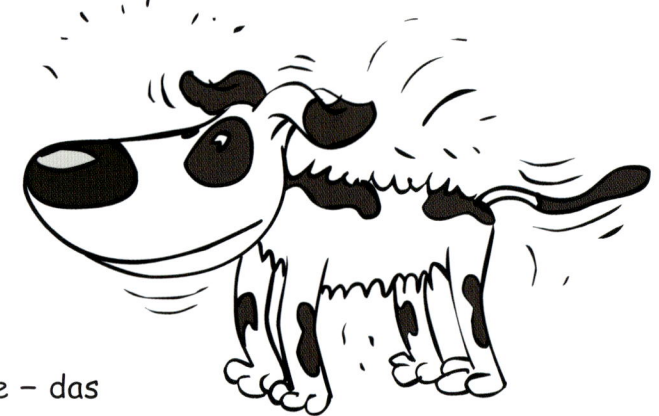

Regelmäßige Bewegung hat viele Vorteile – das ist für die meisten Eltern keine Neuigkeit. Dennoch ist es oft nicht so einfach, die lieben Kleinen vom PC oder Fernseher wegzubekommen. Versuchen Sie es trotzdem – Ihr Lohn sind fröhliche und gesunde Kinder.

Spaß an der Bewegung ist angeboren

Jedes Baby strampelt begeistert, rudert mit Händen und Füßen, freut sich an der Bewegung und entdeckt sich selbst dabei. Babys lieben es, aller Windeln ledig und befreit von Hemdchen und Höschen, herumzuzappeln und ihrem Bewegungsdrang nachgehen zu können.

Sobald kleine Kinder laufen können, sind sie kaum noch zu bremsen in ihrem Wunsch, die neu erworbene Fähigkeit überall zu erproben und zu zeigen. Treppen, Möbelstücke, Leitern: Alles muss erlaufen oder erklettert werden.

Kinder mögen auch Musik und haben oft ein angeborenes Rhythmusgefühl. Wird irgendwo Musik gespielt, zieht es sie dorthin. Vollkommen fasziniert lauschen sie der Melodie und fangen sofort an, sich im Rhythmus der Klänge zu bewegen. Sicherlich beobachten Sie auch gerne die ganz Kleinen, die vor einer Musikgruppe in der Stadt, einem Orchester oder wann immer sie Musik hören ganz unbefangen und selbstvergessen anfangen zu tanzen.

Folgen von Bewegungsmangel

Doch leider verlieren gerade ältere Kinder aus ganz unterschiedlichen Gründen oft die Lust an der Bewegung. Daheim »herumhängen« ist angesagt. Auch wenn Computer und moderne technische Geräte, wenn richtig genutzt, die geistigen Fähigkeiten schulen: Die Motorik und Koordination der Kinder leiden gleichzeitig sehr unter dem ständigen Stubenhocken – und das in beunruhigend starkem Maße, wie eine aktuelle Studie der Universität Karlsruhe belegt (Das Nationale Motorik Survey MoMo 2003–2006).

Die einstmals so Bewegungshungrigen sind mit fünf oder sechs Jahren nicht in der Lage, einige Schritte auf einem Balken zu balancieren, kurze Zeit auf nur einem Bein zu stehen, eine Rumpfbeuge zu machen oder zum Beispiel im Stehen mit den Händen den Boden zu erreichen. Von den Sieben- bis Zehnjährigen können 85 Prozent nicht zwei oder mehr Schritte rückwärts balancieren. Dieser eklatante Mangel an Bewegung führt zu einer schlechten Haltung, zu Wahrnehmungs-

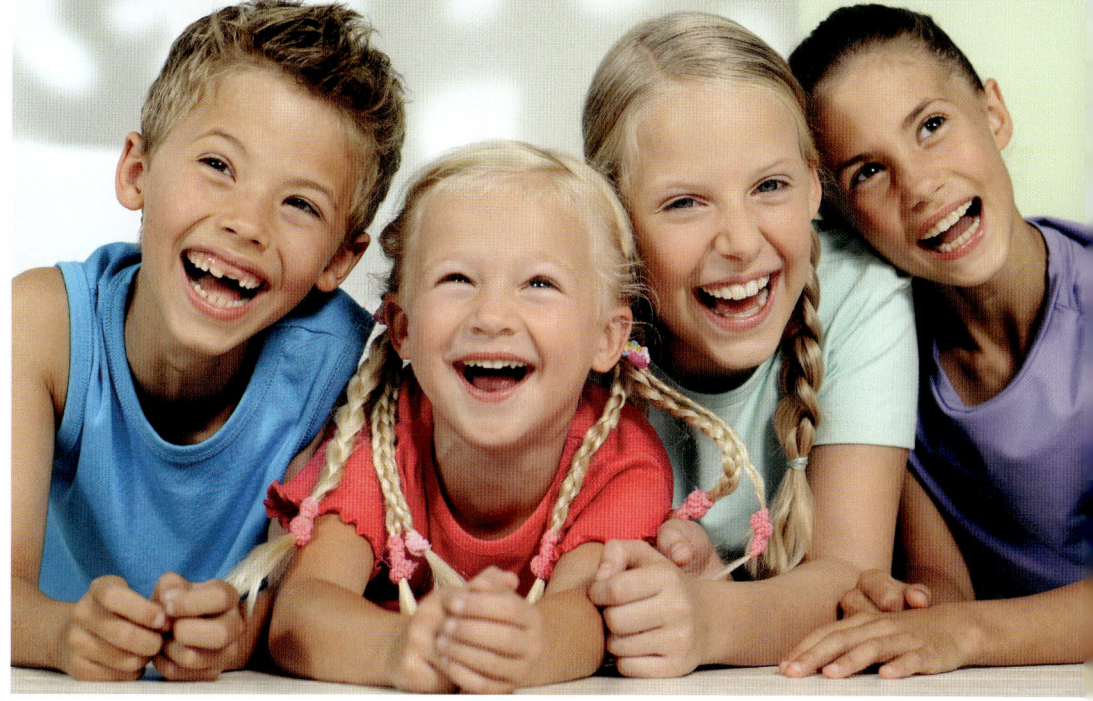

Geradezu ansteckend ist das Lachen unserer Yogi- und Pilates-Kinder Luca, Viki, Paula und Paulina.

und Koordinationsproblemen und oft auch zu emotionalen Verhaltensstörungen: Da Kinder kaum noch direkt miteinander spielen, kommen auch die sozialen Fähigkeiten zu kurz, wie Teamgeist, Disziplin, Durchhaltevermögen und die Akzeptanz von Regeln.

Konzentrationsmangel

Durch den Bewegungsmangel lernen Kinder auch nicht, sich zu konzentrieren. Viel zu viel stürmt ununterbrochen auf sie ein – Fernsehen, DVDs und Videos, Playstations und Computerspiele schon für die ganz Kleinen – all das lenkt ab, all das wollen sie ausprobieren. All das führt aber auch dazu, dass Kinder keine Lust mehr haben, sich anzustrengen beim Selbst-Entdecken, Selbst-Lesen, Selbst-Spielen oder Selbst-Unternehmen.

Die Folgen sind bekannt: Der Körper reagiert mit Rastlosigkeit und Unruhe – und unter Umständen sogar mit Hyperaktivität. In der Schule stillzusitzen und für eine Weile bei einer Sache zu bleiben fällt vielen Kindern schwer.

Die verhängnisvoll attraktive Indoorwelt

Fernsehen und Computer haben für Kinder das Leben zu Hause also interessanter gemacht. Das »Draußenspielen und Herumtoben« – für ältere Generationen eine Selbstverständlichkeit in einer Gesellschaft, in der viel mehr Verständnis für die Bewegungs- und Abenteuerlust von Kindern bestand, weniger Verkehr die Straßen unsicher machte und die Umwelt relativ intakt war – ist heute zum Auslaufmodell geworden.

Daheim sein zu müssen wäre früher eine Qual gewesen. Heute ist es eher umgekehrt. Viele Kinder empfinden es als Zumutung oder gar Strafe, wenn ihnen Verzicht auf Fernsehen oder Computer empfohlen oder auch nur angeregt wird, mal draußen zu spielen.

Wohin sollen sie denn auch gehen? Der eigene Garten ist zu klein für fantasievolle Spiele mit anderen, auf Spielplätzen dürfen sie keinen Lärm machen, weil Anwohner gestört werden könnten, Erlebnisse in Wald und Flur schätzen sie nicht, Natur langweilt sie, weil niemand mehr vermittelt,

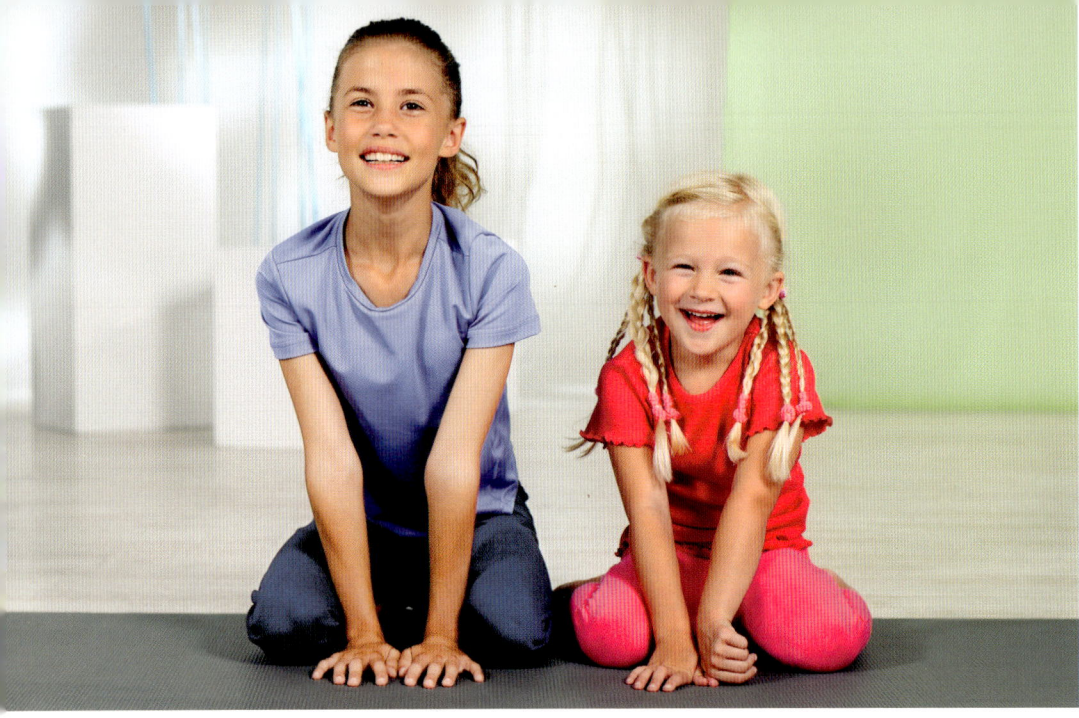

Paulina und Viki sprühen vor Energie und freuen sich darauf, furchterregende, laut brüllende Löwen zu werden (Seite 84).

wie spannend das Leben draußen sein kann. Und ihre Freunde sitzen auch alle daheim und chatten oder simsen.

Alltäglich ist das Leben mit den Medien in jeglicher Form, Bewegung ist zu etwas ganz Besonderem, unter Umständen sogar zu etwas geworden, was sie ausgrenzt.

Große Ziele in kleinen Schritten

Natürlich ist Bewegung kein Allheilmittel, doch wenn Sie versuchen, bei Ihren Kindern – und auch deren Freunden – auf eine ausgewogene Freizeitgestaltung zu achten, werden Sie schnell merken, wie sehr Kinder und Familienleben davon profitieren. Sie müssen dafür weder Ihr Kind jeden Tag in den Sportverein schicken noch ein komplettes Computerverbot aussprechen. Viel wichtiger ist es, eine gesunde Balance zu finden. Dann werden Sie schnell feststellen:

Bewegung macht Kinder schlau: Geistes- und Körperbildung bedingen einander, das ist inzwischen bewiesen. Turnen und Toben wirken sich äußerst positiv aus: Kinder entwickeln dabei viel Fantasie, sie

werden selbstbewusster und auch gesünder, sowohl physisch wie auch psychisch.

Bewegung macht Kinder stark: Sportliche Übungen, wie Yoga- und Pilates-Übungen, kräftigen die Muskeln, stärken den Gleichgewichtssinn und die Körperkoordination. Außerdem werden die Kinder ruhiger, sind weniger aggressiv oder ängstlich. Das heißt auch, dass sie besser lernen oder schlafen können.

Bewegung gibt Kindern Halt: Sport sollte bei Kindern nie mit Druck ausgeführt, sondern lieber spielerisch vermittelt werden. Dennoch geben die Übungen klare Abläufe und Regeln vor. Und diese Strukturen schaffen wiederum Orientierung, Sicherheit und Vertrauen.

Bewegung macht Kindern Spaß: Vor allem Yoga- und Pilates-Übungen schließen Wettbewerb und Zwang vollkommen aus. Denn es handelt sich nicht um ein Kraft- oder Ausdauertraining. Die Kinder machen die Übungen so, wie sie sie können. Je häufiger sie ausgeführt werden, desto sicherer gelingen sie auch, schließlich lernen Kinder schnell. Und aus Anfängern werden kleine Meister.

Fragen und Antworten ...

Mit Kindern Yoga und Pilates zu üben ist etwas anderes als mit Erwachsenen. Eltern sind daher manchmal verunsichert, was sie ihrem Kind zumuten können. Hier finden Sie die Antworten auf die häufigsten Fragen.

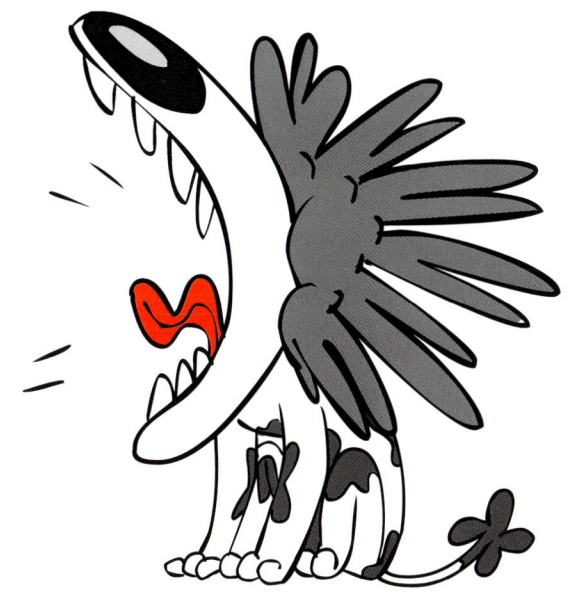

Was brauche ich für mein Kind zum Üben?

Sie brauchen eigentlich nicht viel: bequeme Kleidung, die nicht einengt, eine rutschfeste Yoga-Matte, damit Ihr Kind immer einen festen Halt hat, und einen Ort, an dem Sie genügend Platz für die Übungen haben. Achten Sie darauf, dass der Boden nicht zu kalt ist, damit sich Ihr Kind nicht verkühlt. Wichtig ist auch, dass der Raum nicht zu viele Ablenkungsmöglichkeiten bietet, wie zum Beispiel herumliegende Spielsachen. Fernseher oder Computer schalten Sie bitte aus, so erleichtern Sie Ihrem Kind, sich ganz auf die Übungen zu konzentrieren. Leise Musik wird dagegen oft als angenehm empfunden.

Ab welchem Alter können Kinder Yoga oder Pilates üben?

Es gibt natürlich Yoga- und Pilateskurse auch für sehr kleine Kinder. Wenn Sie jedoch daheim allein mit Ihrem Kind üben, empfiehlt sich ein Alter ab fünf Jahren.

Für Kinder bis zu einem Alter von sechs Jahren sind die Übungen »Flugzeug« (S. 64), »Palme« (S. 28), »Schwan« (S. 44), »Dreieck« (S. 24) und »Schaukelstuhl« (S. 76) meist nicht ohne Unterstützung ausführbar, da sie noch nicht so gut die Balance halten können. Helfen Sie, indem Sie Ihr Kind abstützen, oder sorgen Sie für eine Lehne zum Ausbalancieren.

Wie lange und wie oft sollte mein Kind üben?

Auf diese Frage gibt es eine einfache und eine ausführlichere Antwort. Die einfache lautet: So lange und so oft, wie Ihr Kind daran Spaß hat. Bei der ausführlicheren müssen wir etwas mehr ins Detail gehen: Beim Üben kommt es weniger auf die Länge und die Häufigkeit an, sondern vor allem darauf, dass Sie regelmäßig üben. Muten Sie Ihrem Kind nicht zu viel zu – 10 bis 20 Minuten reichen völlig aus. Am Anfang können sogar schon fünf Minuten genug sein.

Legen Sie zum Beispiel zwei Tage in der Woche fest, an denen Sie 15 Minuten einplanen. Achten Sie auf genügend Pufferzeiten, damit weder Sie noch Ihr

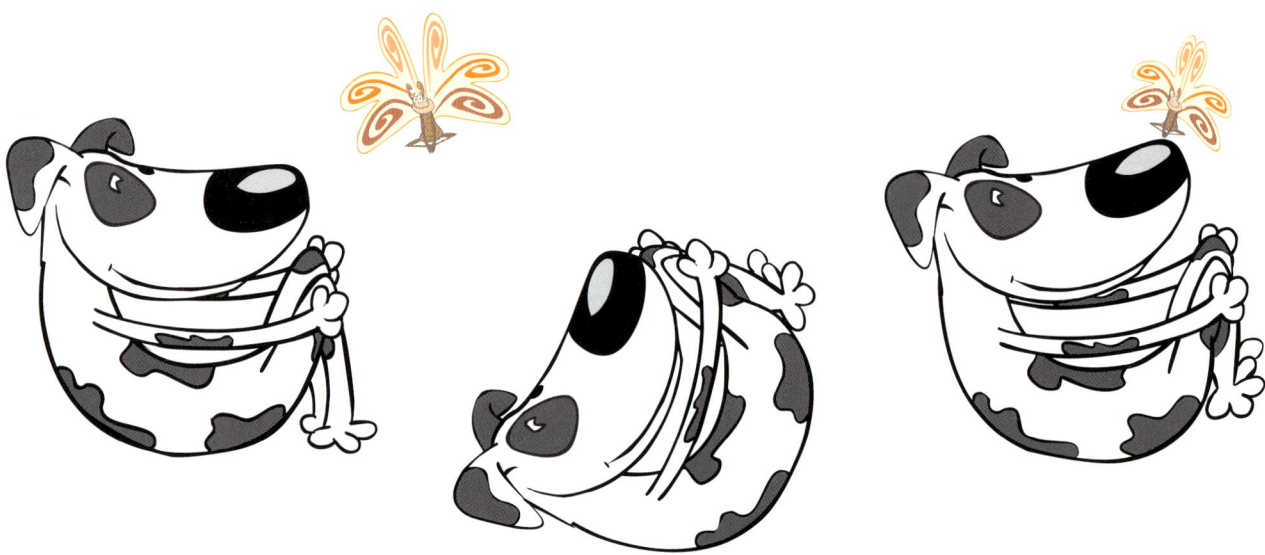

Kind durch die Übungen hetzen müssen. Das verdirbt den Spaß und verursacht Stress. So aber können Sie sich zusammen mit Ihrem Kind auf die Yogazeiten freuen und sie zu einem festen Ritual machen, auf das Sie nicht mehr verzichten wollen. Damit schaffen Sie Raum und Zeit, in denen Sie ungestört sind und die kindlichen »Yoga-Fantasien« sich frei entfalten können.

Übrigens: Setzen Sie bei Ihrem Kind keine Erwachsenenmaßstäbe an. Es wird die verschiedenen Positionen nicht so lange halten können. Stattdessen kann es den entsprechenden Bewegungsablauf lieber ein paarmal wiederholen.

Wie kann ich mein Kind motivieren?

Eltern möchten relativ schnell etwas erreichen, so auch, dass ihre Sprösslinge den »Hund« oder die »Palme« rasch beherrschen. Für Kinder ist das nicht einsehbar. Belasten Sie Ihr Kind nicht mit zu hohen Erwartungen und lassen Sie durchaus zu, dass es selbst entscheidet, welche Übungen es machen will – und welche nicht.

Seien Sie lieber Vorbild und zeigen Sie, dass Sie selbst auch Freude an den Bewegungen haben. Sie können zum Beispiel die Übungen gemeinsam machen oder sich von Ihrem Kind auch einmal helfen lassen – es wird begeistert bei der Sache sein.

Versuchen Sie gar nicht erst, ihr Kind durch Belohnungen zu motivieren, das funktioniert nur kurzzeitig, wenn überhaupt. Materielle Belohnungen führen zu einer unguten Erwartungshaltung. Viel wirksamer ist ein ehrlich gemeintes Lob. Dadurch wächst die Freude an den eigenen Fähigkeiten und es weckt den Ehrgeiz, weiterzumachen. Mit einer Bemerkung wie »Du schaffst das« beweisen Sie Ihrem Kind, dass Sie ihm etwas zutrauen.

Dieses Buch mit der Bildgeschichte und den lustigen Tieren bietet viele Anregungen, um Kinder zu motivieren. Denn welches Kind möchte die Übung nicht genauso gut ausführen, wie die kleine Kobra oder die Kinder es zeigen?

Älteren Kindern können Sie bei Interesse auch gerne erklären, welche Vorteile ihnen aus regelmäßigem Training erwachsen.

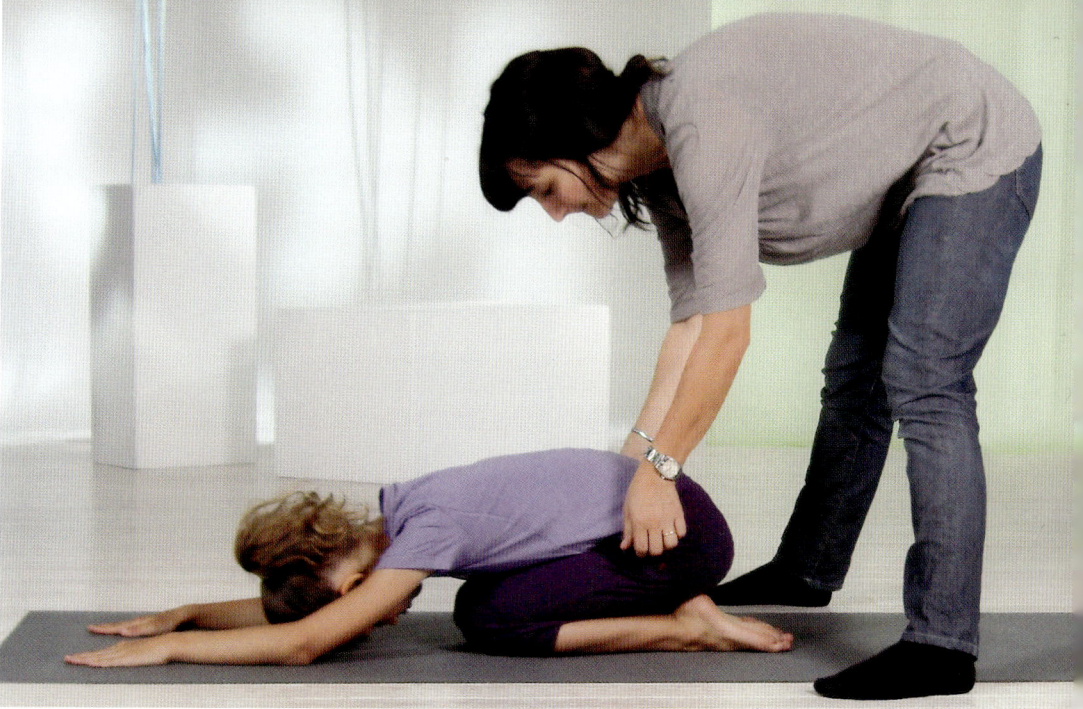

Ein bisschen Korrektur muss manchmal sein. Legen Sie aber sanft Hand an, wenn Sie eine Haltung verbessern müssen.

Muss ich selbst Yoga oder Pilates können?

Nein, das müssen Sie nicht. Sollten Sie die Positionen aber noch nicht kennen, lesen Sie sich bitte die Anleitungen genau durch, damit Sie Ihr Kind richtig unterstützen können.

Wie kann ich mein Kind korrigieren, ohne dass es die Lust verliert?

Formulieren Sie jede Kritik, falls überhaupt erforderlich, positiv. Eine Aussage wie »Schau mal, so geht es viel leichter« ist wesentlich besser als ein »Du machst das falsch«. Erklären Sie Ihrem Kind, dass es beim nächsten Mal bestimmt schon viel leichter gehen wird oder dass es sich um eine sehr schwierige Übung handelt, die Sie selbst am Anfang auch nicht perfekt konnten.

Geben Sie Ihrem Kind auch einmal die Möglichkeit, neue Übungen selbst auszuprobieren. Regen Sie die Fantasie Ihres Kindes an: Was fällt ihm bei der »Katze« oder der »Palme« ein? Kann es sich in die Position hineinfühlen? Oft führen Kinder eine Yoga- oder Pilatesübung intuitiv richtig aus.

Wann sollte mein Kind besser nicht üben?

Wenn Ihr Kind krank ist oder sich nicht wohl fühlt, lassen Sie bitte die Yoga- und Pilates-Zeiten ausfallen. Sollten Sie sich nicht sicher sein oder hat Ihr Kind chronische Krankheiten (zum Beispiel an den Gelenken) oder besucht regelmäßig einen Arzt oder (Physio-)Therapeuten, dann fragen Sie bitte einen Fach- oder Kinderarzt, ob die Übungen geeignet sind oder nicht.

Kann sich mein Kind bei den Übungen verletzen?

Achten Sie immer darauf, dass die Übungen korrekt ausgeführt werden – das können Sie sowohl anhand der Übungsbeschreibung als auch der Schritt-für-Schritt-Bilder überprüfen. Ganz wichtig: Das Aufwärmen nie vergessen! Wenn Sie Ihr Kind sorgfältig beobachten und es nicht unter Druck setzen, müssen Sie sich keine Sorgen machen. Kinder sind in der Regel sehr beweglich und merken schnell, ob ihnen etwas gut tut.

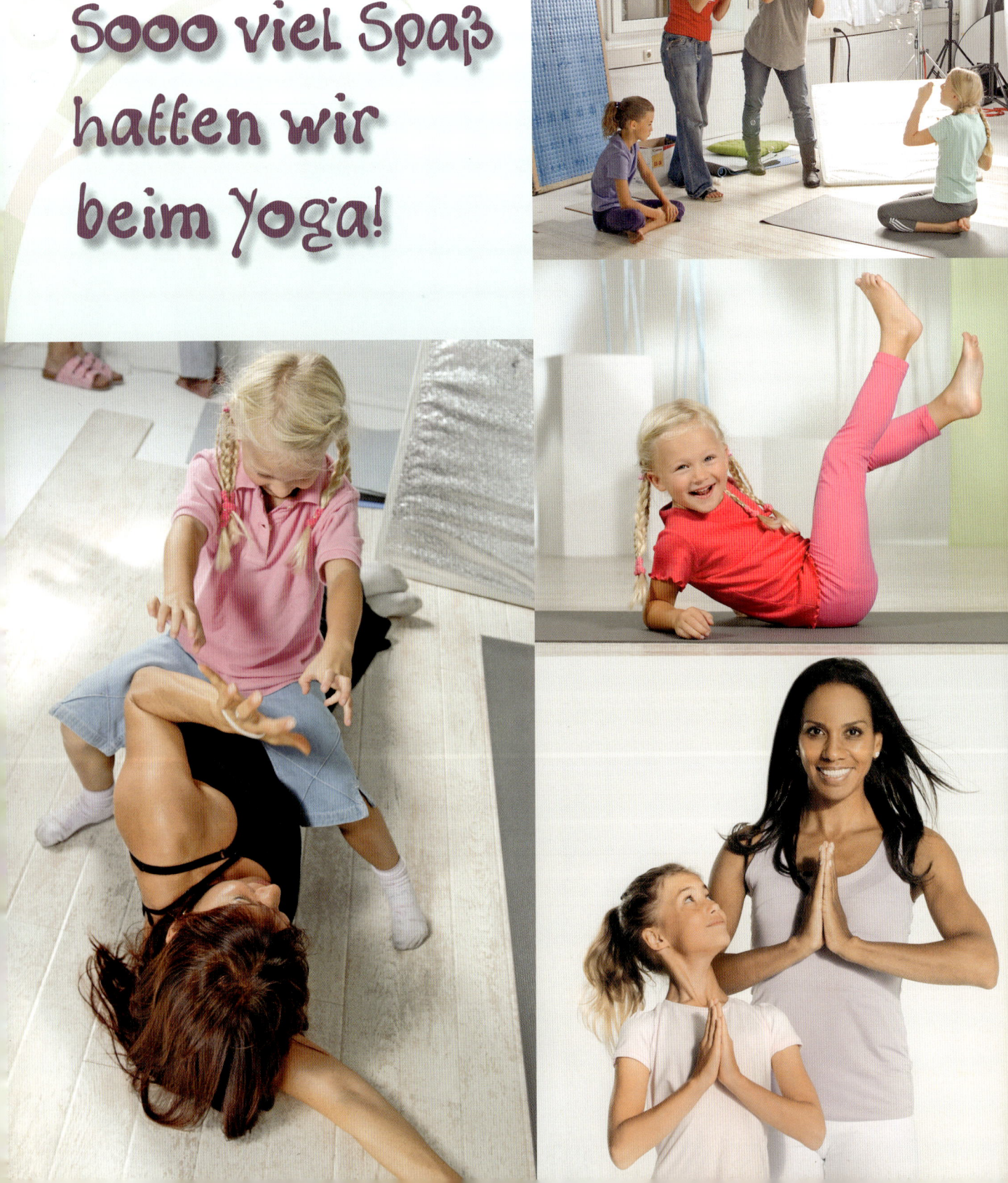

Sooo viel Spaß hatten wir beim Yoga!

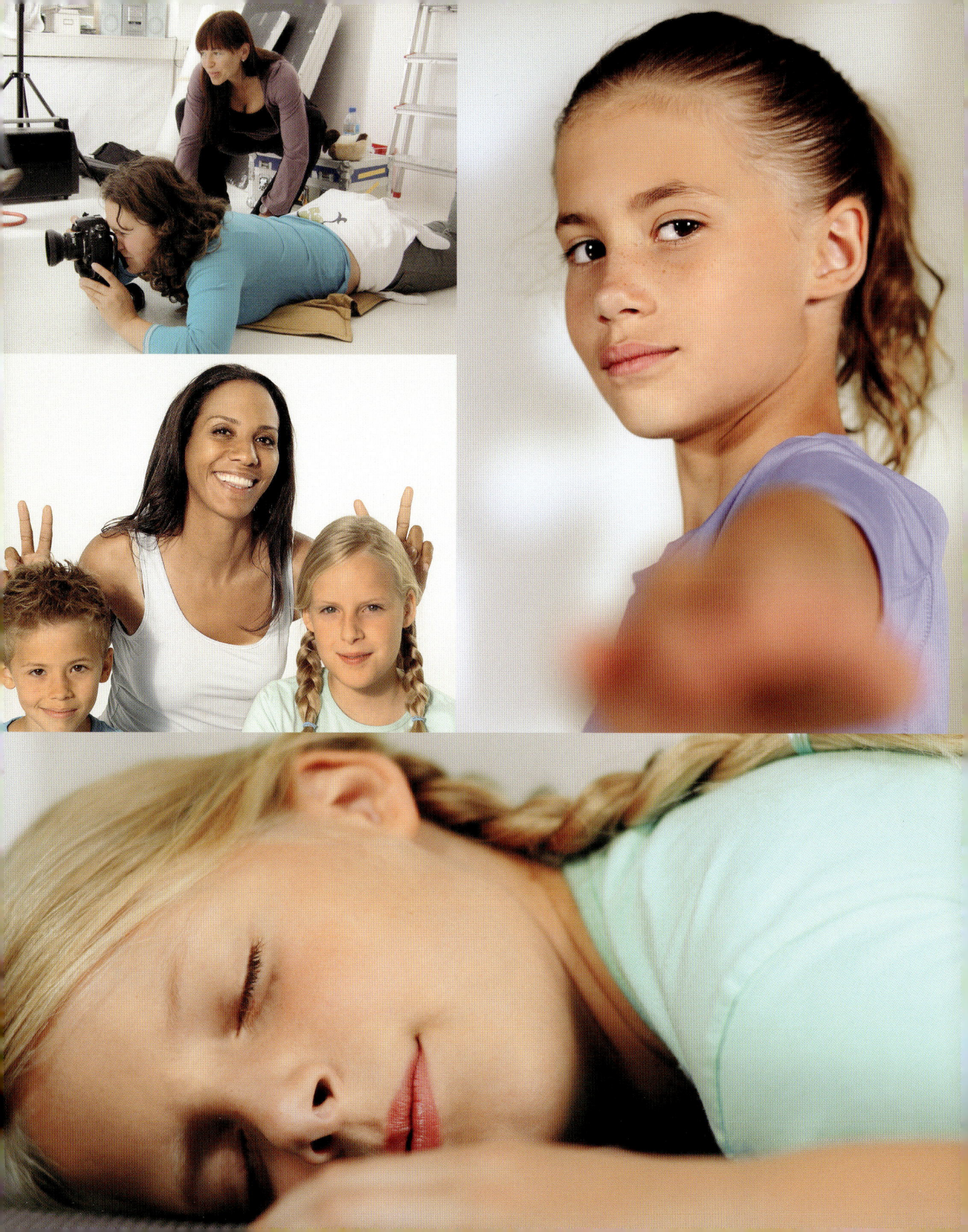

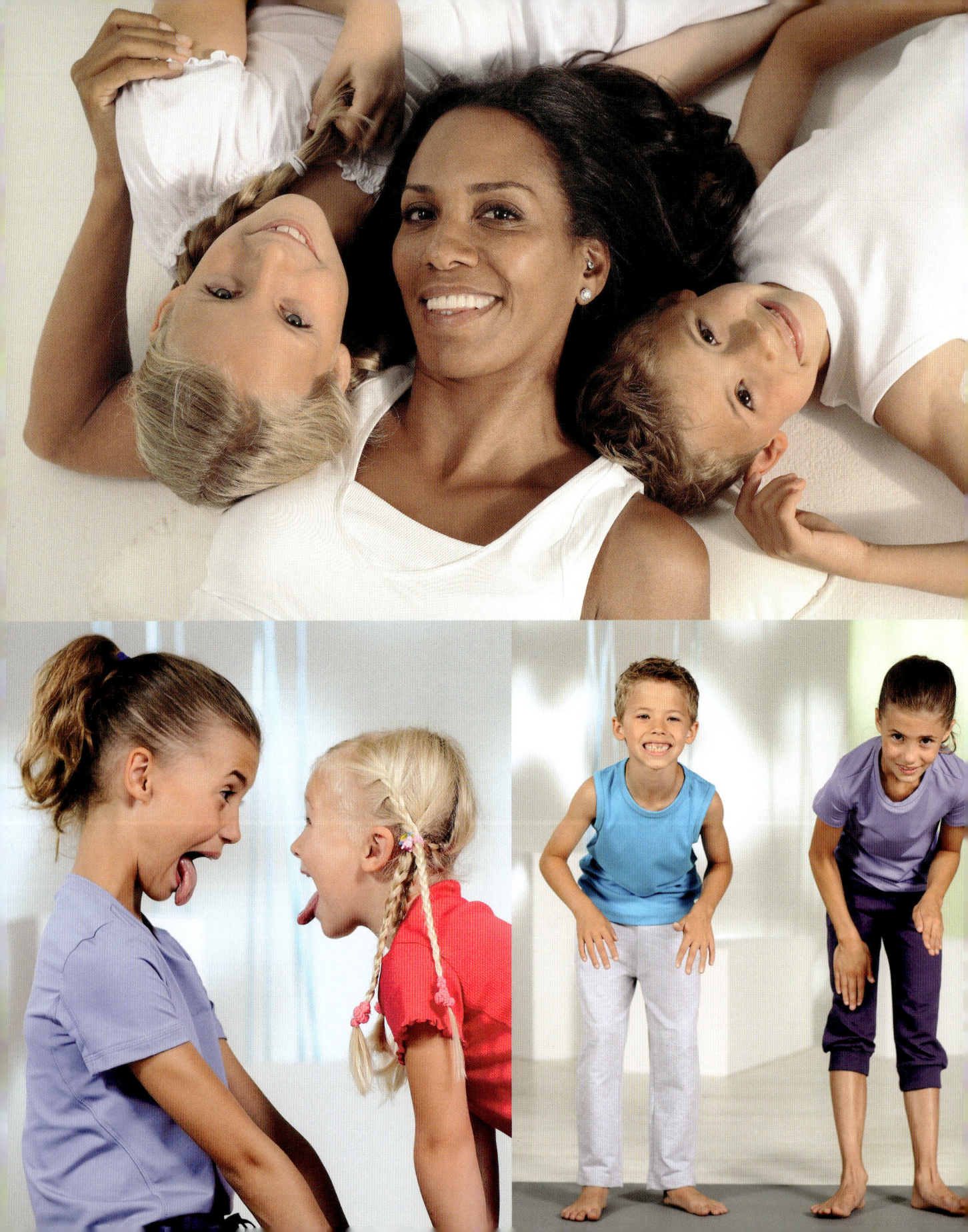

Register

Die Übungen

Impressum

© 2009 by Südwest Verlag,
einem Unternehmen der Verlagsgruppe
Random House GmbH, 81673 München

Redaktionsleitung:
Silke Kirsch

Projektleitung und Redaktion:
Esther Szolnoki

Idee und Konzept:
Christiane Reller

Bewegungskonzept:
Tanja Krodel

Buchkonzept und Text:
Nina Andres, München

Umschlaggestaltung, Layout und Satz:
Eva M. Salzgeber, Neubeuern

Leitung der Fotoproduktion und Bildredaktion:
Sabine Kestler und Tanja Nerger

Korrektorat:
Barbara Kohl

Bildnachweis:
Fotografie: Forster&Martin, München,
Haare/Make up: Andrej Baranow für
Barbara Becker und Birgit Schoenau,
Styling: Romy Karbjinski
Für die freundliche Unterstützung der Foto-
produktion danken wir www.yogistar.com.

Illustration:
Harry Flosser, www.harryflosser.com

Reproduktion:
Lorenz & Zeller, Inning a. A.

Druck und Verarbeitung:
Mohn media Mohndruck GmbH, Gütersloh

Danksagung:
Wir danken der 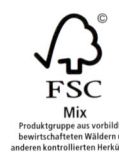wellbewell -GmbH für ihre
Mitwirkung und freundliche Unterstützung.

Hinweis: Das vorliegende Buch ist sorgfältig erarbei-
tet worden. Dennoch erfolgen alle Angaben ohne Ge-
währ. Weder Autorin noch Verlag können für
eventuelle Nachteile oder Schäden, die aus den im
Buch gegebenen Hinweisen resultieren, eine Haftung
übernehmen.

ISBN 978-3-517-08506-7

817 2635 4453 6271

FSC
Mix
Produktgruppe aus vorbildlich
bewirtschafteten Wäldern und
anderen kontrollierten Herkünften
Zert.-Nr. SGS-COC-1425
www.fsc.org
© 1996 Forest Stewardship Council

Verlagsgruppe Random House
FSC-DEU-0100
Das für dieses Buch verwendete
FSC-zertifizierte Papier *Profisilk*
wurde produziert von Sappi Alfeld
und geliefert durch die IGEPA

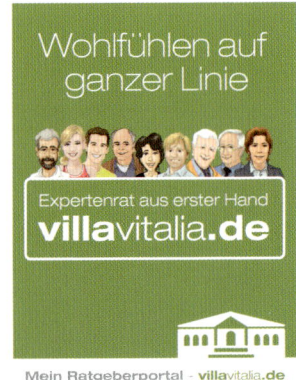

Wohlfühlen auf
ganzer Linie

Expertenrat aus erster Hand
villavitalia.de

Mein Ratgeberportal - villavitalia.de

Die DVD zum Mitturnen, Mitsingen und Spaß haben.

»Ob als Kobra, ob als Hund,
nein, es wird mir nicht zu bunt,
bin 'ne Palme, bin ein Baum,
balanciere, wackle kaum ...
Ja, das Dreieck kann ich gut,
und der Löwe macht mir Mut.«

(aus dem Titelsong »Beweg dich«,
gesungen von Barbara Becker)

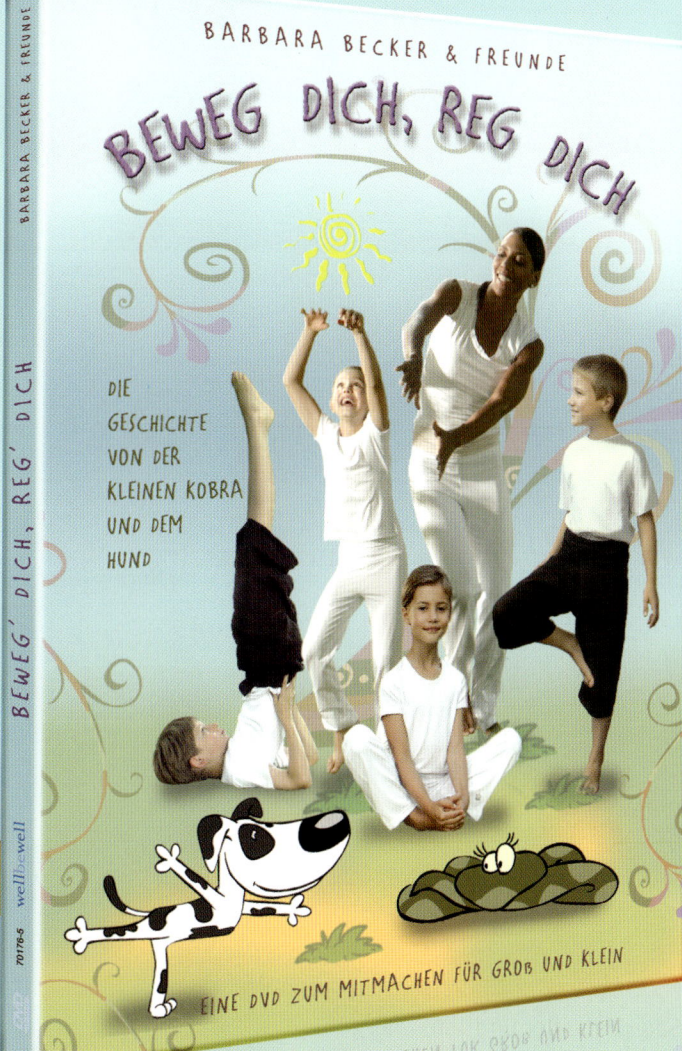

Lassen Sie sich verzaubern von der animierten Geschichte der kleinen Kobra,
die in einer Oase den frechen Hund und viele andere Tiere trifft und ganz
nebenbei ein paar spannende Yoga- und Pilates-Übungen lernt.

* alle Übungen werden von Kindern und animierten Tieren vorgemacht
* Barbara Becker liest die Geschichte der kleinen Kobra vor, singt den Titelsong
  und zeigt den Kindern, wie man sich vor dem Üben aufwärmt
* Lauflänge der DVD: 70 Minuten
* Ideale Ergänzung zum Buch

Erhältlich im Buchhandel über ISBN 3-938261-59-5

Eine wellbewell Produktion